TRAITEMENT

DU

CANCER UTÉRIN

INOPÉRABLE

PAR

LE Dr J. RÉCAMIER
Ancien interne des hôpitaux de Paris
Ancien aide d'anatomie à la Faculté
Chirurgien de l'hôpital libre Saint-Michel

« Je m'estimerai heureux si mon travail, tout imparfait qu'il est, peut seulement aider un autre observateur à déterminer une meilleure méthode curative de l'affreuse maladie dont j'ai été amené à m'occuper plus particulièrement depuis quelques années. »

(Récamier. *Recherches sur le traitement du cancer*. Paris, 1829).

PARIS
GEORGES STEINHEIL, ÉDITEUR
2, RUE CASIMIR-DELAVIGNE, 2
MCMV

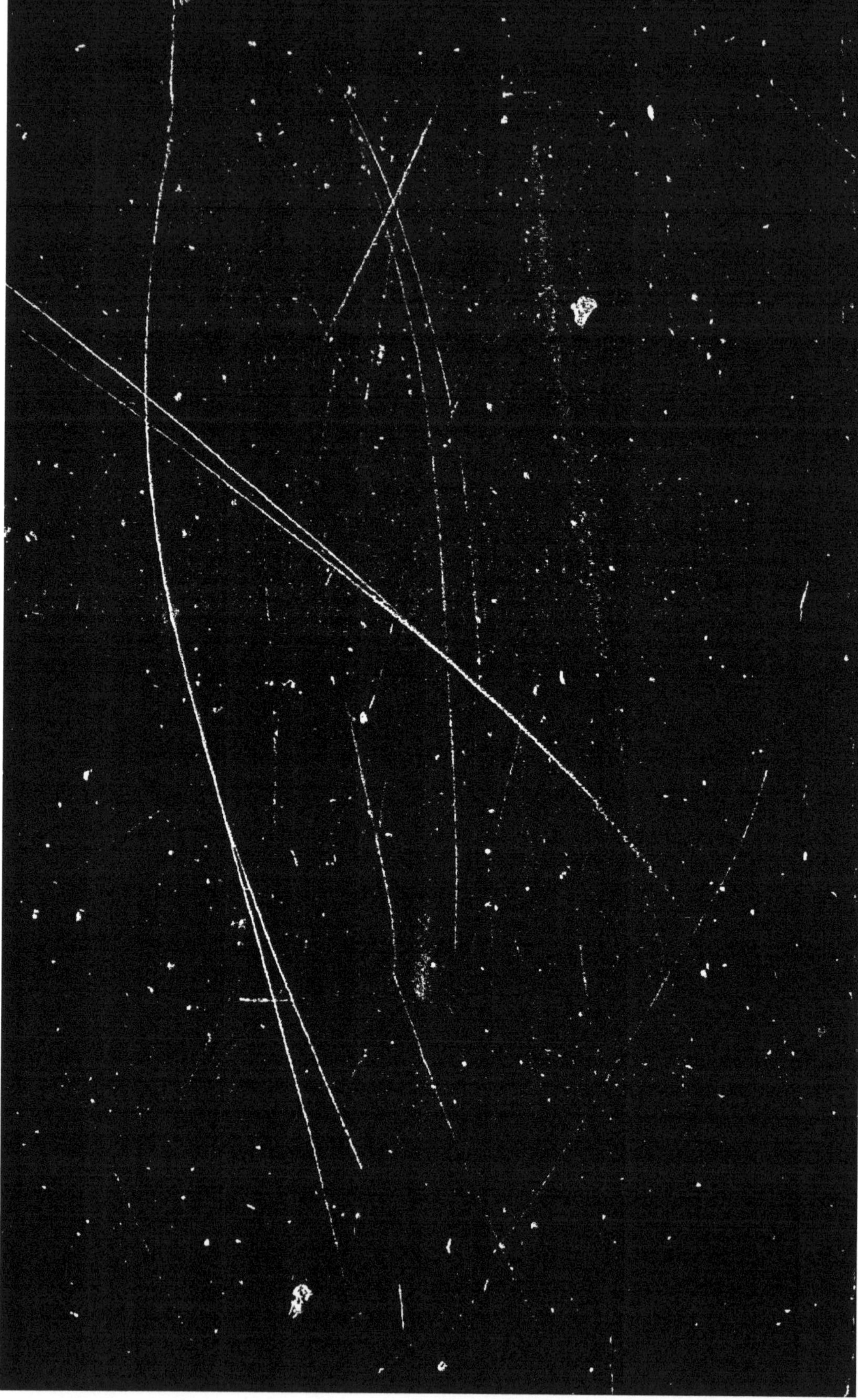

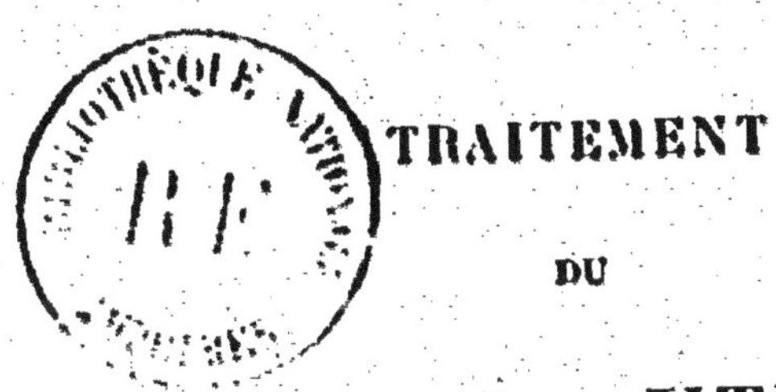

TRAITEMENT

DU

CANCER UTÉRIN

INOPÉRABLE

TRAITEMENT

DU

CANCER UTÉRIN

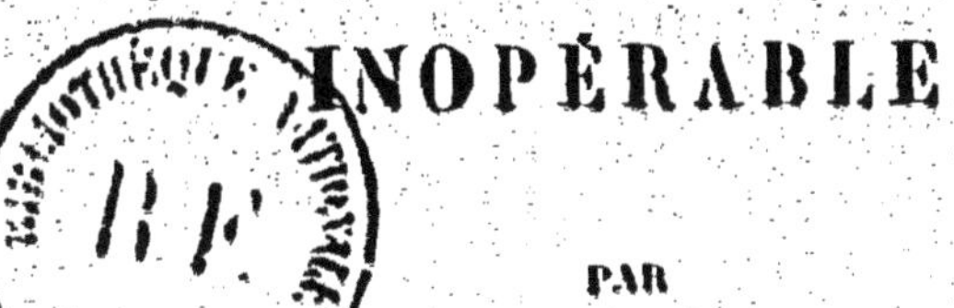

INOPÉRABLE

PAR

LE Dr J. RÉCAMIER
Ancien interne des hôpitaux de Paris
Ancien aide d'anatomie à la Faculté
Chirurgien de l'hôpital libre Saint-Michel

> « Je m'estimerai heureux si mon travail, tout imparfait qu'il est, peut seulement aider un autre observateur à déterminer une meilleure méthode curative de l'affreuse maladie dont j'ai été amené à m'occuper plus particulièrement depuis quelques années. »
>
> (Récamier, *Recherches sur le traitement du cancer*. Paris, 1829).

PARIS
GEORGES STEINHEIL, ÉDITEUR
2, RUE CASIMIR-DELAVIGNE, 2
MCMV

AVANT-PROPOS

> (Carcinoma). Quidam ferro adusserunt, quidam scalpello exciderunt neque ulli unquam medicina proficit. Adusta protinus concitata sunt et increverunt donec occiderent. Excisa, etiam post inductam cicatricem, tamen reverterunt, et causam mortis attulerunt.
>
> (CELSE, *Lugd. Batav.*, 1592, p. 521.)

Je n'ai pas cherché dans cet ouvrage la nouveauté scientifique et je laisserai de parti pris de côté toutes les recherches théoriques récentes sur l'étiologie du cancer poursuivies actuellement tant en France qu'à l'étranger et qui réveillent l'espoir si souvent déçu de trouver le remède à cette terrible maladie. Je ne veux m'occuper ici que du traitement pratique du cancer de l'utérus tel qu'il se présente habituellement à nous, c'est-à-dire, inopérable par l'exérèse totale de l'organe, et mon but est simplement de montrer que, même à cette période de la maladie, on rendra grand service par des interventions sans danger et un traitement bien conduit.

Le sujet peut paraître ingrat. J'écris cependant ces pages avec confiance, parce que tout homme, quelque peu écrivain qu'il soit, est intéressant sur un point de pratique qu'il connaît bien, ce qui est ici mon cas. Les circonstances m'ont donné à soigner beaucoup de néoplasmes inopérables de l'utérus; j'ai cherché sans relâche la meilleure méthode à suivre pour soulager ces malades, et il me paraît utile d'indiquer aux débutants les différentes ressources à opposer à ces cas désespérés, le plus souvent considérés comme sans intérêt à l'hôpital et négligés en conséquence.

Nous avons, mes collègues et moi, à l'hôpital Saint-Michel, des résultats de chirurgie abdominale qui peuvent, je crois, soutenir la comparaison avec ceux de la moyenne des services hospitaliers de Paris; je connais donc les émotions de l'opérateur et je comprends que le succès d'une intervention brillante paraisse à beaucoup de jeunes chirurgiens mériter leurs efforts, bien plus que le long et patient traitement d'une affection chronique qui n'est que la défense pied à pied devant la marche d'un mal inexorable.

J'admets qu'on trouve là une satisfaction de sentiment plus qu'un résultat scientifique important : mais Sydenham n'a-t-il pas écrit qu'en présence d'un patient, le médecin doit toujours se représenter qu'il est lui aussi exposé à des souffrances analogues et s'attacher à le soigner comme il voudrait être traité lui-même en pareil cas. Si j'ai jamais un cancer inopérable j'aimerai assez qu'on cherche à me soulager cependant. Je me sens donc d'accord avec les enseignements du grand savant anglais en m'occupant d'une question de pratique, peut-être peu intéressante pour le chirurgien, mais trop intéressante pour nombre de malades.

Je suis de ceux qui croient que le médecin et le chirurgien ne peuvent être de simples commerçants vendant leur science ou leur adresse au prix coûtant, considérant comme inutile d'y ajouter le dévouement affectueux qui donnait au médecin de famille, presque disparu aujourd'hui, un caractère si spécial et si respecté.

A une époque où le rôle social du médecin tend à prendre plus d'importance chaque jour, où il se fait moraliste et éducateur; plus que jamais, s'il n'est pas pour ses malades un ami compatissant, en même temps qu'un conseil scientifique, il sera un homme incomplet.

Jamais meilleure occasion de se montrer dans ce double rôle ne se présentera pour lui qu'en présence d'une cancéreuse inopérable; jamais malade n'aura plus besoin de son appui moral comme de ses soins professionnels.

Il ne faut guère espérer que le dévouement mis au service d'une malade, que l'on peut soulager mais non guérir, sera estimé à sa valeur. Le médecin doit être sceptique sur ce point, mais il doit rester indulgent.

Quand donc un malade a-t-il compris et apprécié le service rendu ? L'opération la plus simple, — nous l'avons tous éprouvé — est souvent considérée comme un trait de génie, tandis que le traitement le plus réfléchi, le plus dévoué et même le plus dangereux pour le médecin est estimé comme un service dont on est acquitté par de faibles honoraires, quelquefois discutés !

Le médecin traitant des incurables est particulièrement exposé à ces ennuis. Devant une maladie dont les progrès, pour être retardés, ne sont pas moins constants, il est naturel que la malade et sa famille prêtent l'oreille à tous les conseils d'amis empressés à vanter les remèdes secrets des charlatans : de là un travail constant pour détruire l'influence du médecin, travail qui a bien des chances de réussir à la longue.

Cependant s'il y a des déboires et des désillusions inévitables, on a parfois des surprises heureuses, et il n'est pas de médecin un peu occupé qui n'ait eu, dans sa pratique, quelques cas où une malade déclarée irrémédiablement perdue a prolongé la lutte au delà de tout espoir et a même guéri.

Lorsque nous examinons une femme atteinte de cancer de l'utérus et la jugeons inopérable, notre impression première est qu'il s'agit là d'un cas désespéré, condamné à brève échéance : il faut savoir réagir contre cette idée décourageante, qui n'est pas d'ailleurs absolument conforme à la réalité des faits, car la marche clinique de l'épithélioma est très variable. Les survies prolongées sont rares : elles existent, cependant, et il n'est pas exact de penser, comme on le fait trop souvent, que la vie de toute cancéreuse inopérable soit forcément limitée à quelques mois.

Certainement, c'est là le cas habituel et la plupart des malades venues à Saint-Michel inopérables, c'est-à-dire longtemps après le début de leur mal, n'ont pas survécu plus d'une année, mais cette règle souffre des exceptions plus fréquentes qu'on ne le croit.

Je citerai dans ce travail plusieurs malades dont la vie a dépassé les prévisions les plus optimistes. Chaque médecin connait ainsi un certain nombre de faits bien observés et encourageants, et la littérature médicale abonde en récits de cas où l'évolution du mal a paru s'arrêter ou même rétrograder et qui sont rapportés par des chirurgiens dans les Sociétés savantes comme preuve de l'efficacité de telle ou telle nouvelle méthode curative, reconnue ensuite sans valeur.

L'encouragement donné par ces cas heureux n'en persiste pas moins malgré l'échec de la méthode à laquelle on attribuait le succès, car ils prouvent combien la marche de certains cancers est lente et capricieuse et combien il est difficile de faire un pronostic absolument précis.

Peut-être, dans certaines de ces observations, se trouve-t-on en présence d'une erreur de diagnostic. Il n'en demeure pas moins certain que des malades atteintes d'épithélioma et parfois jugées inopérables ont eu de longues survies difficiles à expliquer.

Le professeur Osler (de Baltimore)[1] dans un numéro du *Canadian Practitioner* donne de remarquables exemples de cures apparentes de tumeurs malignes.

Obs. de Osler. — Une de ces malades était une jeune femme qui le consulta il y a plus de quatre ans pour une tumeur du sein. Il l'envoya au Dr Halsted qui enleva une grosse tumeur dont la nature maligne ne faisait pas de doute.

Deux années plus tard, elle revint voir le Dr Osler se plaignant de douleurs dans le côté et de perte de la vision d'un œil. Le Dr de Schweinitz diagnostiqua un sarcome de la choroïde.

L'état empira rapidement et quand le Dr Osler la revit quelques mois après elle avait des tumeurs secondaires dans l'autre sein, des nodules sentis à la palpation du foie et de l'impotence fonctionnelle des jambes. Comme elle souffrait beaucoup, on lui prescrivit de la morphine, mais on ne fit rien de plus. Après quelque temps, le D. Osler la vit de nouveau et à son étonnement reconnut que les nodules secondaires du sein avaient disparu. La malade avait repris aussi le pouvoir de marcher et l'œil malade avait retrouvé la puissance visuelle.

Le Dr Osler ne rapporte, bien entendu, pas ce fait comme une guérison de cancer, mais simplement comme un exemple de la marche capricieuse que peut prendre une maladie certainement cancéreuse.

1. Osler, *British medical journal*, 23 novembre 1900.

Launois, à la séance de la Société de chirurgie du 20 février 1902, parle d'un cancer diffus du sein avec ulcérations, adhérences profondes, propagations ganglionnaires multiples dans l'aisselle et le creux sus-claviculaire qui se modifia d'une manière remarquable par le traitement quinique qui a donné depuis tant de déboires.

Obs. de **Launois**. — La cachexie était accentuée, la malade ne dormait plus, ne mangeait plus; elle avait des douleurs fulgurantes lombaires avec impotence musculaire faisant craindre une propagation aux corps vertébraux.

Sous l'influence d'injections de sulfochlorhydrate de quinine (0,50 à 0,60 en injections sous-cutanées tous les deux jours, 54 injections, puis 16 grammes pris par la bouche), les ulcérations se fermèrent; les adhérences, les nodosités sous-cutanées diminuèrent considérablement, de même les ganglions axillaires et sus-claviculaires. Il n'y eut plus aucun signe vertébral, la malade commença à se lever, sans souffrir, mangeant bien, dormant bien, reprenant de la force et du poids.

Il ne s'agit pas là non plus d'une guérison, mais d'une amélioration considérable et d'une marche de l'affection bien différente du pronostic que l'on eût été en droit de formuler.

Le Dr Arthwood Beaver[1], rapporte un cas de tumeur utérine dont il attribue la disparition à l'usage

1. Arthwood Beaver. *Brit. med. Journ.*, 1er février 1902.

du suc thyroïdien et dont la marche est bien intéressante par son imprévu.

Obs. de Beaver. — Le cas auquel je fais allusion, dit-il, s'est produit dans ma pratique privée et d'après mes notes, je trouve que Mme C., âgée de 51 ans, se confia à mes soins en juillet 1900 après avoir été en traitement dans une maison de santé depuis douze mois pour tumeur maligne de l'utérus.

Environ deux mois avant qu'elle ne vînt à moi, Sir John Williams et Sir Francis Laking avaient eu une consultation et décidé que c'était un cas de tumeur maligne et qu'il était trop tard pour conseiller une opération.

En examinant, je trouvai tous les signes d'un cancer de l'utérus à une période avancée. Il y avait une masse dure, saignant aisément, entre l'utérus et le rectum; l'utérus était augmenté de volume et fixé.

En suivant la surface péritonéale du côté droit on sentait une masse irrégulière et dure s'étendant en haut et mesurant cinq pouces sur quatre. On trouvait aussi un bourgeon nodulaire saillant au bord inférieur du lobe droit du foie et un ganglion augmenté de volume aussi gros qu'une bille dans l'aine droite.

La malade était très amaigrie, forcée de rester au lit et souffrant terriblement. Il y avait les symptômes habituels de compression fournis par les autres organes du petit bassin et de temps en temps une perte sanguinolente par le vagin.

La seule indication était de soulager la douleur et de rendre la vie supportable. Vers la fin de novembre, les souffrances étaient telles que je priai Sir Francis Laking de revenir la voir. Nous décidâmes d'accord que le traitement devait être dirigé complètement vers le soulagement de la douleur et que la malade approchait de sa fin. Il ne semblait pas qu'elle pût vivre plus d'un mois.

Je me déterminai alors à essayer de l'extrait thyroïdien. Commençant avec cinq grains (environ 0 gr. 35 chaque jour) la dose fut rapidement portée à vingt grains avec un résultat merveilleux. La convalescence commença de suite, de telle manière qu'à la fin de janvier, la malade se levait et ne souffrait plus. A ce moment, les différentes grosseurs étaient très diminuées de volume et la malade regagnait rapidement du poids. Quand je la vis en dernier lieu, en octobre, elle était tout à fait bien et avait repris une vie active et ne sentait plus rien d'anormal dans le pelvis.

Ne venant défendre ici ni le traitement quinique ni le traitement thyroïdien, que l'expérience a jugés, je veux simplement conclure de ces faits que la marche de l'épithélioma, si variable suivant le point de l'organisme attaqué, l'est aussi suivant les sujets et que le pronostic, même à une période avancée du mal, est des plus difficiles à formuler. Je citerai encore le fait suivant : j'ai assisté, avec mon maître Chauffard, à la récidive dans la cicatrice d'un épithélioma du sein enlevé quarante-cinq ans auparavant par Jobert de Lamballe. La malade avait 92 ans lorsqu'elle mourut, non pas du reste du cancer, qui progressait très lentement et était encore fort limité, mais d'infection grippale accidentelle. Ce sommeil de la maladie pendant quarante-cinq années n'est-il pas pour donner de l'espoir? Voilà bien un cas où il s'agissait d'épithélioma cependant, puisque les germes de récidive survivaient quoique endormis dans la cicatrice.

Les faits de Mangin où, après amputation du col, la récidive se fit attendre dix ans,et de Pamart où la récidive se produisit dans la cicatrice quinze ans après l'ablation du col cancéreux,sont absolument comparables à celui-ci. Chez ces deux malades l'opération a été incomplète, puisque le germe du mal est resté dans la cicatrice, et cependant, de longues années ont passé avant que les conditions nécessaires à la prolifération de ce bourgeon épithélial enkysté se soient trouvées réalisées et les malades ont tiré grand bénéfice d'une intervention qui, pourtant, n'avait pas été radicale.

Je ne conseille pas, entendons-nous, les opérations incomplètes dans les cancers du sein inopérables, nous savons que leur résultat est habituellement désastreux; mais il n'en est pas de même pour l'utérus et jusqu'au moment où nous connaîtrons exactement les causes qui régissent la marche plus ou moins rapide de l'épithélioma utérin, le devoir sera de tenter de combattre le mal, même lorsqu'une opération incomplète sera seule possible.

Je souhaite bien vivement que le remède curatif du cancer soit promptement trouvé et rende le traitement palliatif inutile, mais d'ici là, quoi qu'en ait dit Jonesco au Congrès de Rome, les bienfaits de cette chirurgie modeste ne sont pas négligeables.

CHAPITRE PREMIER

INDICATIONS DU TRAITEMENT OPÉRATOIRE DANS LE CANCER UTÉRIN

1° Indications de l'hystérectomie dans le cancer utérin.

L'hypothèse de l'origine microbienne du cancer a été la base de nombreux essais sérothérapiques qui tous ont échoué après une vogue passagère, de telle sorte que la théorie qui fait de l'épithélioma un trouble dans le développement cellulaire, un défaut d'équilibre entre le tissu conjonctif et le tissu épithélial a regagné beaucoup de terrain. Je crois bien que la majorité de ceux qui s'occupent de cette question accepteraient plus volontiers aujourd'hui la théorie de Conheim que toute autre. C'est ce qui ressort de la lecture de la leçon si documentée sur l'étiologie du cancer que le professeur H. Morris a donnée au « College of Surgeons » l'année dernière et qui résume admirablement la question[1].

1. Henri Morris. Cancer and its origin. *Brit. med. journal*, 12 déc. 1903, p. 1505.

Si la bactériothérapie ou la sérothérapie avaient tenu leurs promesses de début, il n'y aurait pas de traitement opératoire du cancer, pas plus qu'il n'y a de traitement opératoire de la diphtérie.

Malheureusement, aussi bien l'érysipèle curateur de Bush que les toxines streptocociques de Colles ont donné de tels déboires que l'on a renoncé complètement à leur emploi.

Les différents sérums parus depuis, celui de Richet et Héricourt, celui de Wlaeff, sans présenter les mêmes dangers, n'ont jamais réalisé ce qu'en attendaient les expérimentateurs et peu à peu ils ont été abandonnés et remplacés par le sérum physiologique ordinaire.

Leur action sur l'épithélioma paraît se réduire à une simple augmentation de résistance de l'organisme, analogue à celle qui suit l'emploi des sérums sans propriétés spécifiques.

Il en est de même du traitement radiothérapique.

Le Dr Burty a fait, à Saint-Michel, des tentatives que j'ai encouragées de tout mon pouvoir pour soigner des cancéreuses inopérables au moyen de la radiothérapie ; parfois il a obtenu des résultats encourageants, les douleurs ont semblé diminuer et même, dans un cas, une ulcération cancéreuse du col est arrivée presque à cicatrisation.

Mais l'amélioration est toujours restée limitée aux points superficiels que pouvait atteindre directement le rayonnement, grâce au spéculum, et la radiothérapie n'a eu aucune action sur les parties profondes du néoplasme ; à plus forte raison le résultat a-t-il été nul sur les infiltrations du tissu cellulaire du ligament large et des ganglions pelviens.

Somme toute, les cancers de l'utérus comme ceux du sein diminuent de volume, et semblent s'améliorer par la radiothérapie, mais le processus modifié à la surface n'est pas entravé dans la profondeur.

Dans l'état actuel de nos connaissances, il n'y a qu'un traitement qui, par la longue durée de certaines guérisons, peut mériter quelquefois le nom de traitement curatif du cancer de l'utérus : c'est l'ablation opératoire radicale et complète.

Quoique rare, cette guérison peut être obtenue et les chances sont d'autant plus grandes que l'on opère plus tôt ; tous nos efforts doivent donc tendre à opérer le plus promptement possible après le début du mal.

Les statistiques allemandes sont là pour nous encourager dans cette voie. Ou bien l'épithélioma utérin est, de l'autre côté du Rhin, une maladie toute différente de ce qu'elle est en France et en Angleterre, ou bien les travaux de Winter et des chirurgiens qui, comme lui, ont fait une campagne énergique pour l'examen précoce des femmes atteintes de troubles utérins ont porté leurs fruits et la promptitude de l'intervention leur donne des succès hors de toute comparaison avec les nôtres et avec ceux des Anglais.

En France, les résultats définitifs sont si peu encourageants et la survie obtenue souvent si faible qu'à mesure qu'ils avancent dans la pratique, les chirurgiens limitent de plus en plus les cas qu'ils jugent opérables.

Il ne faut cependant pas se laisser aller au découragement et s'il n'existe pas actuellement de traitement radical du cancer de l'utérus, comme le constatait avec tristesse Bouilly, il n'en est pas moins utile d'opérer lorsque les chances paraissent suffisantes, car on peut toujours avoir l'espoir de rencontrer un de ces cas exceptionnels dans lesquels la récidive n'a pas lieu ou se montre très tardivement.

Nous devons d'autant plus agir ainsi, que nous avons dans l'hystérectomie vaginale une opération facile et présentant le minimum de danger.

Pour avoir le droit d'opérer, il faut, en effet, que l'opération qui donne si peu de chances de guérison définitive ne soit du moins pas immédiatement dangereuse. Tel est le cas pour l'hystérectomie vaginale et, sauf dans les cas de cancer du corps utérin reconnus par un curage explorateur et dans lesquels le corps de l'organe est trop volumineux pour être abaissé facilement et trop friable pour être morcelé, je crois que tout chirurgien qui réfléchit renoncera promptement à la voie abdominale dans le traitement de l'épithélioma utérin.

L'expérience a montré que la dissection des ganglions lombaires et iliaques, pour être une preuve de l'habileté de l'opérateur et de ses connaissances anatomiques, ne donne, en réalité, aucune sécurité pour l'avenir et les statistiques ont prouvé que la mortalité opératoire de l'hystérectomie abdominale avec véritable évidement restait encore considérable, malgré les progrès de la technique.

Le travail récent de Besson [1], fondé sur la statistique opératoire de Duret, paraît répondre à la réalité plus que beaucoup de statistiques antérieures et il permet de se rendre compte de la gravité relative et de l'utilité des deux voies accessibles au chirurgien.

Sur 173 cas qui se sont présentés à la clinique de Lille, 104 ont été immédiatement jugés inopérables.

Des 69 cas opérés, 46 le furent par hystérectomie vaginale, 23 par hystérectomie abdominale avec évidement pelvien. Comme résultat immédiat, on trouve : pour l'hystérectomie vaginale, 40 guérisons opératoires, et 6 morts, soit 15 0/0 morts ; pour l'hystérectomie abdominale, 13 guérisons opératoires et 10 morts, soit 43 0/0 morts. Voilà pour la gravité relative des deux opérations.

1. Besson. *Bulletin médical*, 27 août 1901.

Donc 53 guérisons. — Ces 53 malades n'ont pu être toutes suivies, mais sur 44 d'entre elles on a eu des renseignements.

22 n'ont pas survécu une année, soit 50 0/0. Or, dans ces récidives rapides, il y avait 88 0/0 des opérées par la voie haute, et 38 0/0 seulement par la voie vaginale. Il est possible que les malades opérées par la voie haute aient été les plus gravement atteintes, mais on peut juger combien la complexité plus grande de cette opération les a peu protégées.

Cette statistique, — qui n'est d'ailleurs pas isolée, car celles de Legueu, de Terrier, de Jacobs lui-même, de Kraemer, arrivent à une conclusion analogue — cette statistique, dis-je, montre combien les dissections délicates et poursuivies aussi loin que possible du côté des ganglions, suivant la méthode préconisée par Jacobs, sont illusoires. D'ailleurs les grands évidements pelviens pratiqués par Jonesco dans le service de Pozzi, ont été suivis tous d'une récidive rapide, preuve de leur inutilité.

Lorsque le néoplasme est encore limité, l'hystérectomie vaginale, moins grave, donne des résultats égaux à l'opération abdominale ; et même, quelque paradoxal que cela puisse paraître, la moyenne des survies obtenues jadis par Verneuil et Polaillon avec l'amputation sus-vaginale était à peu près égale à celle que l'on atteint par les interventions les plus complètes d'aujourd'hui.

Ce fait bizarre s'explique, en dehors même des erreurs de diagnostic possibles, lorsque l'on considère que l'envahissement du corps utérin par l'épithélioma cylindrique de la cavité du col est moins rapide que l'infection du paramétrium et que les lymphatiques des ligaments larges sont remplis de cellules cancéreuses bien avant que le corps utérin ne participe en quoi que ce soit à la maladie.

Or, quand la diffusion lymphatique est faite, non seulement l'hystérectomie totale, mais l'hystérectomie avec évidement pelvien n'ajoute rien aux chances de guérison ni même au retard de la récidive.

Les travaux récents de Mme Oltramare [1] sur la propagation lymphatique du cancer de l'utérus viennent encore corroborer cette manière de voir.

Comme résultat d'un nombre important d'autopsies soigneusement faites, elle montre que la propagation cancéreuse se fait par les lymphatiques, le tissu cellulaire voisin et les parois viscérales bien plus que par les ganglions. Donc, pour être logique, il faudrait agir pour l'utérus comme on agit pour les cancers du sein, de la langue ou autres et enlever en bloc l'utérus et les ligaments larges; mais cela implique la résection des

1. Mme Oltramare. *Étude sur la généralisation aux voies lymphatiques du cancer de l'utérus.* Thèse de Paris, 1903 (G. Steinheil, éditeur). *Annales de gynécol. et d'obstétr.*, juin 1904, analysé in *Sem. gynéc.*, 23-30 août 1904.

uretères et leur réimplantation, aggravation extrême d'une opération déjà, nous le savons, exceptionnellement grave.

Ce n'est pas dans les ganglions, dont l'envahissement est tardif dans le cancer cervical et encore plus dans le cancer du corps, qu'il faut craindre la récidive, c'est dans le tissu cellulaire pelvien, dans la paroi postérieure de la vessie, dans les culs-de-sac vaginaux et cette infiltration néoplasique, constatée au microscope par des amas de cellules cancéreuses dans les canaux lymphatiques, est si précoce qu'elle est faite longtemps avant qu'elle soit appréciable cliniquement.

« Donc, dit Mme Oltramare, nous conclurons avec Kraemer que les extirpations larges de ganglions dans le cancer utérin sont inutiles, dangereuses, et donnent même par les grands délabrements lymphatiques qu'elles occasionnent, plus de chances d'inoculations cancéreuses au cours de l'opération que les hystérectomies vaginales. »

L'expérience de Jacobs lui-même vient à l'appui de cette thèse. Il a vu dans la proportion de 40 0/0 la récidive survenir alors qu'il n'y avait pas de ganglions malades ou qu'ils étaient simplement enflammés ; il l'a vue 47 fois dans la cicatrice vaginale et 29 fois seulement dans le petit bassin. » (Jacobs cité par Richelot.)

D'ailleurs, un grand nombre de chirurgiens ont déjà

renoncé à cette opération plus anatomique que chirurgicale et au Congrès de Chirurgie allemande de 1902, comme au XIIIe Congrès de Chirurgie française, il y a eu retour d'opinion en faveur des interventions moins complexes.

Nous n'insisterons pas plus sur ce sujet que nous n'avons traité qu'incidemment et nous renvoyons au travail de Mme Oltramare, ceux qui veulent se faire par eux-mêmes une opinion sur cette question.

Il est donc préférable de renoncer à l'évidement pelvien et l'hystérectomie simple reste l'opération de choix : elle sera abdominale ou vaginale suivant les préférences de l'opérateur. S'il était utile d'opérer les cancers de l'utérus propagés aux paramétrium ou aux culs-de sac, l'opération par la voie haute garderait l'avantage, car elle permet certainement une ablation plus large des ligaments et une résection plus étendue du vagin ; mais la conviction semble se faire de plus en plus dans tous les esprits qu'il ne faut opérer que les cancers absolument limités lorsque l'utérus est encore mobile, et que toute hystérectomie faite dans un stade plus avancé de la maladie est plus nuisible qu'utile. Dès lors, sauf dans les cas spéciaux de cancers du corps volumineux et mobiles qui relèvent encore de la voie haute, pourquoi abandonner l'hystérectomie vaginale si bénigne et si rapide ?

Pour moi cette opération, facile quand on l'applique

aux cas où elle peut être utile, presque sans danger pour la malade, a gardé toute sa valeur et en présence d'un épithélioma du col au début, elle reste l'opération de choix.

Le tout est de juger à temps si elle peut être menée à bien, de ne pas l'entreprendre lorsque l'extension des lésions la contre-indique et d'être bien persuadé qu'il est absolument inutile d'opérer un cancer de l'utérus qui a dépassé les limites de l'organe.

Les lésions sont toujours plus étendues qu'elles ne paraissent, et, le tissu utérin devient si friable, les ligaments larges si inextensibles que tout abaissement ou morcellement d'un utérus un peu fixé sera presque impossible, en tous cas très laborieux et accompagné d'une hémorrhagie sérieuse.

Cela admis, si l'on se trouve en présence d'un épithélioma du col au début ou à plus forte raison d'un néoplasme du corps reconnu par le curettage explorateur dans un utérus encore mobile, il ne faut pas hésiter à tenter l'hystérectomie.

La récidive surviendra bien probablement, mais il existe des observations où elle s'est fait attendre cinq et sept ans. Je connais une guérison durant depuis douze ans dans un cas où le diagnostic microscopique avait prouvé la nature de la tumeur (Pichevin). En tous cas, la malade sera, pour une période assez longue, à l'abri des hémorrhagies et évitera peut-être l'écoulement ichoreux si pénible des derniers mois.

Lorsque l'utérus est vraiment mobile, on peut même dire qu'il ne faut pas être trop timide ; Olt, après une amputation du col, voit le néoplasme repulluler sur place ; il fait une hystérectomie vaginale totale ; au bout de six ans, il n'y avait encore pas trace de récidive.

Howard Kelly [1] déclare, dans son livre, avoir fait une hystérectomie vaginale pour cancer de l'utérus prononcée incomplète par le microscope, car on trouva des cellules cancéreuses dans le ligament large jusqu'à la section : et cependant la malade guérit et jouit d'une bonne santé pendant cinq ans. Il cite une autre malade qu'il a revue trois ans après encore en santé apparente dans un cas analogue.

Le Dr Thomas [2], Keith dans un article du *British Medical Journal* de 1891, où il dit préférer l'ablation totale de l'utérus par voie vaginale à l'amputation élevée du col, ce que personne ne conteste aujourd'hui, déclare cependant avoir revu récemment une dame opérée par lui par amputation du col dix ans auparavant pour épithélioma récidivé après plusieurs interventions chirurgicales et l'avoir retrouvée en pleine santé.

1. Howard Kelly. *Operative Gynecology.*
2. Thomas Keith. *Brit. Med. Journ.*, 10 janv. 1891. P. 53.

Personnellement, j'ai opéré il y a quelques années une balayeuse de Vaugirard chez qui l'épithélioma du col avait fait de tels progrès que je croyais une extirpation totale impossible ; cependant le champignon greffé sur le col une fois curetté, l'utérus parut assez mobile et je tentai l'hystérectomie vaginale.

L'opération fut incomplète, la base des ligaments était envahie, car la plaie du cul-de-sac vaginal ne se ferma pas d'abord et donna issue à un bourgeon né sur la tranche du ligament large droit qui fut excisé, examiné, déclaré épithéliomateux. Je fis une série de cautérisations au fer rouge. L'ulcération disparut peu à peu, et la cicatrisation se fit.

La malade sortit et je m'attendais à la voir reparaître promptement en pleine récidive : je fus donc très surpris de la retrouver deux ans après continuant son métier fatigant sans aucun trouble utérin. Je la fis venir à Saint-Michel, l'examinai et, sauf une cicatrice vaginale dure et épaisse, je ne trouvai rien d'anormal. Je la revis encore quelques mois après, toujours en bonne santé ; depuis, je n'en ai plus entendu parler.

Certainement, il peut s'agir là d'erreurs de diagnostic: peu importe, du reste ; je n'ai cité ces cas que pour montrer que le cancer, constaté avec toute la certitude apparente, évolue d'une manière si différente suivant les individus qu'on peut toujours espérer.

Les faits ne sont pas comparables entre eux et, dans

l'état actuel de nos connaissances, il est impossible au chirurgien de savoir au moment où il opère quelles chances de survie son intervention donne à la malade.

Monod [1] cite dans son travail si intéressant deux malades présentant toutes deux à peu près le même âge (33 et 30 ans) et la même lésion apparente : un épithélioma nodulaire limité au tiers inférieur du col.

Chez l'une, qui était cependant celle dont l'état général paraissait le plus atteint, on pratique simplement une amputation de la portion vaginale du col en avant, sus-vaginale en arrière, en dépassant tout juste les limites de l'induration, et la malade non seulement était vivante trois ans après, mais avait fait une fausse couche qui permit de reconnaître que la cicatrice était absolument souple.

Chez l'autre, on intervient par hystérectomie vaginale dans les meilleures conditions, grâce à l'abaissement facile de l'organe, et pourtant, la récidive survient dans la cicatrice probablement de suite, en tous cas elle était constatée deux mois après l'opération !

En mettant ces faits d'observation en lumière, ce n'est pas, comme le fait très bien remarquer Monod, que l'on veuille faire revivre l'amputation sus-vaginale actuellement tombée en désuétude et dont la gravité

1. E. MONOD. De la valeur des opérations partielles dans le traitement du cancer du col. *Annales de la Polyclinique de Bordeaux.* Octobre 1891-mars 1891.

est presque égale à celle de l'hystérectomie vaginale, intervention plus rationnelle.

Ils montrent seulement que l'expérience ne justifie pas les grands délabrements que l'on conseillait il y a quelques mois, et que l'indication d'intervenir par des opérations de moindre gravité est fréquente.

Telles étaient déjà les conclusions du professeur Pozzi au Congrès de Rome, et de M. Richelot[1] dans son livre ; elles résument l'opinion des chirurgiens sages et réfléchis et il nous semble que, depuis deux ans, les statistiques publiées n'ont fait que leur donner plus de poids.

Voici d'ailleurs les termes dans lesquels le professeur Pozzi terminait son rapport :

1° Le traitement chirurgical du cancer de l'utérus ne procure presque pas de guérisons définitives ; il donne rarement une guérison prolongée au delà de deux ans; il existe pourtant à titre d'exceptions des guérisons prolongées dont la moyenne varie entre quatre et six ans et parfois davantage.

2° Ne sont pas justiciables de l'hystérectomie les cas où le néoplasme a dépassé les limites de l'utérus de manière à diminuer beaucoup sa mobilité et à indurer largement les parties voisines. Un traitement palliatif par le curage et la cautérisation ignée, répété autant qu'il est besoin pour détruire les fongosités, peut alors donner des survies assez longues et est d'une bénignité absolue.

1. Richelot. *Chirurgie de l'Utérus.* Paris, O. Doin, 1902.

3° Le rôle des ganglions dans les accidents terminaux ou dans la récidive post-opératoire a été exagéré. La compression des uretères (cause prédominante des accidents graves) est rarement due à l'adénopathie, mais bien à la propagation de proche en proche au tissu cellulaire voisin.

La récidive a lieu non pas tant par le développement à distance de l'adénite néoplasique que par l'infiltration de la cicatrice qui s'indure et s'altère sur place. L'extirpation des ganglions ne peut jamais avoir la prétention d'être complète et ne semble avoir que peu d'influence sur le retour des accidents qui provoquent la mort. La voie abdominale ne saurait donc être uniquement indiquée par la nécessité d'enlever les ganglions.

4° L'hystérectomie abdominale est plus grave que l'hystérectomie vaginale, en augmentant les chances d'infection. Elle doit être réservée aux cas spéciaux où la laparotomie donne des facilités particulières.

Ces cas où la voie haute est préférable sont ceux où l'opération par le vagin offre des difficultés par suite des conditions suivantes : étroitesse ou atrophie de ce conduit, friabilité extrême ou disparition du col, amincissement considérable de la paroi antérieure de l'utérus ou envahissement des culs-de-sac vaginaux.

La laparotomie est encore préférable quand le corps de l'utérus est assez augmenté de volume pour nécessiter le morcellement par la voie vaginale (cancers volumineux du corps, cancers compliqués de fibromes, de pyométrie ou de pyosalpinx).

Enfin l'hystérectomie abdominale est indiquée toutes les fois que la mobilité de l'utérus est diminuée et qu'il y a une induration dans son voisinage. Seule, elle permet bien, en effet, de dépasser en connaissance de cause les limites de l'utérus, de poursuivre une traînée néoplasique et surtout de bien dégager les uretères dans les tissus qui ont perdu leur souplesse. Cette dernière indication est, à mes yeux, la principale.

5° Les grands délabrements produits par l'extirpation du tissu cellulaire pelvien, le curage du bassin, la poursuite élevée de la chaîne ganglionnaire constituent des opérations dont la gravité paraît excessive eu égard au résultat qui peut en être obtenu. Dans les cancers au début, une opération plus simple (ablation de l'utérus seul) peut donner d'excellents résultats et dans les cas avancés, en présence d'une maladie dont la terminaison certaine est la mort à brève échéance un traitement palliatif bénin est préférable à un traitement pseudo-curatif dangereux ; l'opération la meilleure est alors celle qui donne le moins de chances de mort immédiate tout en procurant soulagement et survie notables.

6° L'hystérectomie vaginale qui expose moins à l'infection reste le traitement de choix dans les cas malheureusement trop rares où l'utérus cancéreux est resté mobile et où les parties voisines sont sans induration.

M. Richelot est récemment revenu sur ce sujet pour montrer combien les faits avaient justifié ses réserves de la première heure.

Après avoir montré le découragement de Jacobs, pourtant l'un des promoteurs du mouvement en faveur des évidements pelviens, et analysé les résultats des travaux de Besson et de Mme Oltramare, M. Richelot résume ainsi les conclusions qui s'imposent[1] :

« Après de nombreuses controverses, après les travaux décisifs que nous venons de citer, il est notoire que l'opéra-

1. Gustave Richelot. Indications actuelles de l'hystérectomie vaginale. *La Gynécologie*, octobre 1901.

tion par l'abdomen, comparée à la vaginale, n'est différente en son principe et ne vise un but supérieur qu'à la condition d'être infiniment plus dangereuse, et qu'au prix du danger le but n'est pas atteint, si bien que les meilleurs esprits sont déjà revenus des grands délabrements pelviens ou ne les ont jamais faits, et que l'heure n'est pas loin, sans doute, où personne ne les fera plus. »

« Il est notoire que, plus sagement comprise et visant un progrès, une amélioration, sans rêver l'impossible, elle n'a pas mieux réussi : les récidives ont eu lieu, plus rapides ou plus lentes, au gré du hasard, après des nettoyages pelviens très poussés ou des prises ganglionnaires très discrètes; il y a eu de bons résultats après des opérations simples, sans évidement ni recherche ganglionnaire, en d'autres termes, dans les conditions d'une hystérectomie vaginale... »

« J'ai mis à l'épreuve l'hystérectomie abdominale, pour aller un peu plus loin dans les cas où la voie basse était contre-indiquée, mais où il m'a semblé raisonnable de tenter un effort de plus; j'ai eu beaucoup de désillusions et quelques bons résultats; dans les mêmes conditions, je la conserve. Mais pour les cas où le cancer est franchement opérable et l'utérus mobile, ma pratique n'a pas varié, j'ai toujours eu devant les yeux la série des malades auxquelles j'ai vraiment rendu service, 18 à 20 0/0 des cas opérés, que j'ai fait vivre de 3 à 7 ans, ou que j'ai perdues de vue sans récidive après 4, 5, 7, 9, 10, 12 et 13 ans; les longues survies malgré les cols rongés, raccourcis, excavés et friables. Comme je n'ai pas l'idée de demander plus aux opérations contre le cancer et comme je n'ai rien vu de mieux dans la pratique des chirurgiens qui font autrement, j'ai gardé l'hystérectomie vaginale comme la méthode de choix. »

2° Indications des opérations palliatives dans le cancer utérin.

Aussitôt que le diagnostic a été posé, le chirurgien doit résoudre la question d'opérabilité et ne pas donner à la famille de la malade une réponse hésitante. Pour cela il est nécessaire d'avoir une idée nette et précise des symptômes qui indiquent qu'un épithélioma utérin n'est plus justiciable de l'exérèse totale.

Dans les cancers cervicaux, la première notion à acquérir est la limitation du mal au col utérin. On reconnaîtra immédiatement par le toucher les culs-de-sac vaginaux et si l'un ou l'autre est envahi, on renoncera de suite à toute idée d'hystérectomie complète ; pour moi le principe est absolu et je n'ai jamais vu une résection du vagin donner un résultat durable. Je parle des envahissements du vagin par l'épithélioma du col et non de ceux qui compliquent un cancer de la vulve, bien entendu.

De même si au toucher on sent de chaque côté de l'utérus cet empâtement qui indique la participation des lymphatiques des ligaments larges, si l'utérus est immobilisé tant soit peu et adhérent à la vessie ou au rectum, toute idée d'hystérectomie totale doit être abandonnée et nous avons heureusement passé la période où l'on publiait des observations d'extirpation de l'utérus cancéreux entraînant le sacrifice d'une partie de la vessie ou du rectum.

Personne, je crois, n'excuserait actuellement une pareille intervention.

Mais je vais plus loin. Parfois, au premier examen, le mal semble limité au col, ou s'il s'agit d'un cancer du corps, il n'est reconnu que par un curettage explorateur suivant une métrorrhagie. Dans ce cas, alors même qu'au toucher vaginal l'utérus semble libre et les culs-de-sac souples, il ne faut pas se hâter de conclure, mais toujours faire le toucher rectal avant de se décider à affirmer la souplesse et l'intégrité des ligaments.

Il faut pousser l'index un peu profondément dans le rectum et accrocher successivement les deux ligaments utéro-sacrés et la base des ligaments larges avec le doigt recourbé en avant, sans tirer de conclusions de la présence ou de l'absence de la douleur qui n'a pas de valeur, mais en cherchant à se rendre compte de la consistance. Souvent, après un peu d'abaissement, le ligament donnera l'impression d'être inextensible et son bord inférieur paraîtra légèrement induré comme si une mince corde accompagnait l'uretère.

Si pour compléter l'examen on saisit le col avec une pince à griffes et si on l'attire doucement, le doigt resté dans le rectum sent cette corde se tendre et devenir rigide. Il s'agit là d'une traînée cancéreuse, le mal a dépassé les limites d'une extirpation complète.

Plusieurs chirurgiens, Fochier entre autres, ont insisté sur l'utilité de ce signe et il a pour nous une valeur clinique absolue.

Schrœder recommande cet examen. Il pratique simultanément le toucher vaginal et le toucher rectal et fait en même temps abaisser l'utérus par un aide au moyen d'une pince à traction. Il sent ainsi passer entre ses doigt la base des ligaments larges et dit reconnaître les traînées cancéreuses en grains de chapelet.

L'important, pour avoir une sensation nette, est de faire le toucher rectal et d'abaisser en même temps le col. Cet examen ne doit jamais être négligé lorsque le doute existe, et l'induration même légère des ligaments doit contre-indiquer l'hystérectomie.

Il est aussi des malades chez lesquelles les lésions locales sont minimes en apparence ou du moins peu étendues et qui se présentent dans un état général mauvais, amaigries, avec déjà une légère teinte jaune paille des téguments.

Le fait est rare dans le cancer utérin, où les signes locaux précèdent de beaucoup les troubles généraux, et dans lequel la généralisation est exceptionnelle, mais il peut se produire. En pareil cas, même si la lésion locale semble abordable, il faut rechercher avec soin les signes d'extension ou de généralisation avant de se décider à intervenir, car ces malades à cachexie précoce supportent mal les traumatismes et même une hystérectomie vaginale peut leur être fatale.

Si le cancer du corps utérin se généralise peu, si les noyaux métastatiques du foie ou du rein sont très rares, il gagne cependant de proche en proche le système lymphatique et par suite les ganglions, quelquefois sans épaississement bien net de la base du ligament large, et par conséquent sans possibilité de reconnaître cette extension au toucher, comme dans le cancer du col.

Il est impossible de connaître l'état des ganglions iliaques et lombaires : on ne peut que soupçonner par la douleur les compressions qu'ils exercent, mais c'est là un phénomène toujours tardif et, quand il existe, il n'est plus question d'opérer.

Les ganglions inguinaux, plus accessibles à l'exploration mais aussi plus rarement envahis, peuvent être compromis sans que le néoplasme ait envahi le vagin, car les lymphatiques du col sont reliés à ceux du corps et par leur intermédiaire rejoignent les ganglions inguinaux par le ligament rond.

Il faut donc rechercher avec soin dans la région inguinale lorsque l'état général fait supposer une généralisation sans qu'on en trouve de preuve péri-utérine[1].

1. Barraco. *Hystérectomie vaginale totale ou partielle dans le cancer du col de l'utérus.* Th. de Paris, 1889.

Si on découvrait un ganglion néoplasique en ce point, on n'aurait que trop de certitude que la généralisation est avancée.

De même Troisier, dans une communication à la Société médicale des hôpitaux en janvier 1888, a appelé l'attention sur l'adénopathie sus-claviculaire gauche possible dans le cancer utérin comme dans les autres cancers viscéraux et due probablement à l'infection par le canal thoracique. On fera bien de rechercher ce signe lorsque l'état général fait craindre la généralisation; son existence aurait une valeur prohibitive absolue pour l'opération. Pour nous, nous ne l'avons jamais reconnu, mais dans une clinique sur ce sujet, le professeur Le Dentu [1], parle de deux cancéreuses utérines qui le présentaient toutes deux.

Pour résumer donc les conditions nécessaires pour qu'il semble utile de tenter l'hystérectomie vaginale, je dirai qu'elle ne paraît admissible qu'en cas d'intégrité apparente absolue des organes voisins, du vagin et des ligaments, avec mobilité complète de l'utérus.

J'ai toujours opéré en pareil cas et j'ai obtenu des résultats souvent encourageants qui ont donné une illusion parfois prolongée à la malade, mais jamais, je le crains, de guérison définitive.

1. Le Dentu. Des propagations prochaines et éloignées du cancer utérin spécialement dans le système lymphatique. *Semaine gynécologique*, 18 mars 1902.

Dès l'instant où je sens l'inextensibilité de la base des ligaments larges, ne fût-ce que le simple cordon que je décrivais tout à l'heure, je crois que la malade n'a plus un intérêt bien grand à être hystérectomisée et qu'une amputation atypique du col suivie de cautérisation donnera d'aussi bons résultats.

Tous les chirurgiens n'admettent pas cette abstention systématique. M. Bouilly, tout en reconnaissant la valeur pronostique de ce signe, n'en faisait pas une contre-indication absolue. Il admettait que même en pareil cas, l'ablation de l'utérus pouvait être utile en supprimant les hémorrhagies et l'écoulement, la récidive se faisant au-dessus du dôme vaginal et mettant longtemps à s'ulcérer.

J'ai suivi plusieurs fois son conseil, lorsque l'utérus était encore abordable facilement et j'ai vu le cancer évoluer, et la malade succomber sans que la cicatrice du dôme vaginal se fût ulcérée à nouveau, mais cet avantage n'est pas constant, et si la récidive se fait dans le tissu même de la cicatrice et donne lieu à une ulcération saignante et sanieuse, on se trouve désarmé, car une cautérisation énergique, sans danger sur un néoplasme derrière lequel est le corps de l'utérus, devient très risquée sur un moignon auquel l'intestin adhère constamment. Toute intervention, dans ce cas, doit être très prudente sous peine de créer rapidement une fistule intestinale que son siège probable sur une anse de l'intestin grêle rendra particulièrement pénible.

Cette ulcération de la cicatrice vaginale faisant communiquer l'intestin avec le vagin se produit d'ailleurs souvent spontanément ; bien plus fréquemment lorsque l'hystérectomie a été faite que lorsque le fond utérin est conservé.

Quand on hésite sur la possibilité de l'hystérectomie vaginale, c'est en général qu'elle n'est plus utile et qu'il vaut mieux dans l'intérêt de la malade se borner à une simple amputation du col avec énergique cautérisation; on réduit ainsi les risques au minimum, tout en donnant le bénéfice d'une chance qu'il ne faut pas négliger.

Le plus souvent la question de curabilité ne se pose pas et l'espérance de pouvoir enlever l'organe malade doit être abandonnée dès le premier examen. Les femmes atteintes de cancer de l'utérus ne sont malheureusement pas prévenues par la douleur pendant la longue période de début et elles ne viennent consulter le chirurgien que lorsque le mal est inopérable. Mme Kantzel [1] donne les statistiques suivantes :

Dührsen dit qu'en Allemagne sur 25.000 femmes qui meurent tous les ans de cancer utérin, 10 à 20 pour 100 seulement sont opérées, et le tiers à peine de ces dernières dans de bonnes conditions opératoires. D'après Winter, à la clinique de Berlin de 1876 à 1883, 19 pour 100 des

1. Mme Kantzel. Thèse de Bordeaux, 1903.

malades étaient justiciables d'une intervention radicale : la proportion atteint 37 0/0 en 1890, mais elle ne dépasse pas 20 0/0 en province. En somme le quart des malades relève de l'intervention et le quart seulement des opérées peut espérer la guérison durable, ce qui revient à dire que 93 0/0 des malades atteintes de cancer de l'utérus n'ont rien à attendre de l'hystérectomie totale. Mommsen donne aussi pour 981 cas la moyenne de 20 0/0 d'opérables.

La proportion de ces opérables ne serait certainement pas meilleure en France, et, si j'en juge par ma pratique personnelle de ces dix dernières années, elle serait loin d'atteindre 20 0/0 et se rapprocherait plus de la statistique désolante de Koom qui, sur 260 malades, n'en a trouvé que 15 justiciables d'une opération radicale et de plus a vu toutes ses opérées récidiver pendant la première année de l'intervention.

Voilà donc 93 malades pour 100 pour le moins qu'il est impossible de guérir ; mais plutôt que de les abandonner aux mains des empiriques ; le chirurgien peut et doit les soulager par un traitement palliatif dont nous allons exposer la technique et les résultats dans la suite de cette étude.

Un nombre très grand de travaux a été publié sur ce sujet, quelques-uns ont une réelle valeur ; la thèse de Champion [1] qui est un résumé très clair de la ques-

1. Champion. *Traitement palliatif du cancer utérin inopérable.* Thèse de Paris, 1896.

tion, celles plus récentes de Mlle Kantzel[1] et de Uteau[2] sont très intéressantes. La ligne de conduite a été bien définie et il reste peu de choses neuves à dire sur la question. Il nous a semblé cependant que réunir les indications et la description des méthodes palliatives les meilleures pouvait être un travail utile à ceux qui, cherchant à soulager une incurable, sont hésitants devant les innombrables médications proposées.

J'élimine d'emblée toutes les interventions qui présentent un véritable danger, sont trop pénibles ou ne semblent pas avoir de valeur sérieuse, car je n'ai pas l'intention de faire ici un historique du traitement palliatif du cancer utérin, mais simplement d'indiquer les méthodes qui m'ont paru amener le plus de soulagement.

Je pense que, ne pouvant donner à la malade une chance de guérison absolue, nous devons nous interdire toute opération qui mettrait sa vie en danger immédiat et renoncer à tout traitement entraînant des douleurs vives ou répétées.

De même il faut n'intervenir que si l'utilité de l'opération est bien manifeste, et, si la malade souffre peu et

1. Mlle Kantzel. *Du curettage palliatif comme traitement de l'épithélioma inopérable du col de l'utérus*. Th. de Bordeaux, 1900.

2. Uteau. *Anurie dans le cancer pelvien*. Th. de Paris, 1903. G. Steinheil, éditeur.

n'a pas d'hémorrhagie, savoir se borner au traitement général reconstituant, aux pansements locaux nécessaires et respecter les périodes parfois longues où le mal semble sommeiller.

Quand, au contraire, les hémorrhagies, l'hydrorrhée, la douleur, l'urémie ou toute autre complication habituelle de l'épithélioma utérin menacent la vie, on serait inexcusable de ne pas intervenir dans les cas trop rares où c'est possible.

La décision opératoire doit être réfléchie, mais une fois prise, il faut l'exécuter avec confiance comme si l'on espérait la guérison définitive. Vis-à-vis d'une malade déjà démoralisée, un chirurgien hésitant perdra promptement tout ascendant, tandis que, s'il exécute avec conviction et à temps un curettage utile, il obtiendra souvent le résultat décrit par Schroeder.

« Les hémorrhagies cessent ; l'atmosphère empestée qui enveloppait la malade se dissipe, la femme revient à la vie, elle reprend peu à peu ses forces et son entourage auquel on n'avait cependant laissé aucune illusion ne peut se refuser à croire à une guérison complète jusqu'à ce qu'une aggravation nouvelle vienne ôter toute espérance » (thèse Champion).

Les formes diverses du mal commanderont des interventions variées. L'épithélioma du col se présente, en effet, sous des formes dont les complications et l'aspect diffèrent et qui modifient les indications et le pronostic.

Tantôt le néoplasme forme une masse végétante insérée sur une ou sur les deux lèvres du museau de tanche et quelquefois arrivant à remplir presque le vagin. Dans ce cas ce sont surtout les hémorrhagies et l'écoulement sanieux et infect qui seront les symptômes dominants et nécessiteront l'intervention du chirurgien.

D'autre part l'épithélioma qui cause les hémorrhagies peut être constitué par une ulcération à bord calleux qui détruit une des lèvres et empiète promptement sur la muqueuse vaginale des culs-de-sac.

Tantôt le cancer est interstitiel ; le tissu épithéliomateux de consistance squirrheuse, dur et comme ligneux, donne alors lieu à des phénomènes de compression des uretères et des nerfs sans qu'il se soit produit presque d'ulcérations. C'est dans ce cas que les malades ont peu de pertes et que les douleurs et l'urémie sont les seuls symptômes.

Quelquefois l'épithélioma débute par la cavité du col et gagne ensuite la cavité du corps. On le reconnaîtra alors par un curettage explorateur que l'hydrorrhée ou la répétition des pertes sanguines auront provoqué.

Enfin le cancer de l'utérus peut envahir primitivement le corps; ce sont les cas les meilleurs, ceux qui relèvent de l'hystérectomie abdominale et restent guéris ; mais ce sont les plus rares.

Il est bien certain que ces formes différentes appelleront un traitement palliatif différent.

Le traitement palliatif est destiné à combattre les symptômes : nous allons donc examiner successivement chacune des complications habituelles de cette terrible maladie et nous verrons ce qu'il convient de faire dans chaque cas.

Étudiant d'abord les hémorrhagies et l'hydrorrhée sanieuse, les premiers et les plus fréquents signes du mal, nous y joindrons les accidents de pyométrie qui relèvent du même traitement, l'amputation vaginale du col, le curettage et les cautérisations.

Nous examinerons ensuite le traitement à opposer à la douleur, symptôme plus tardif, mais, hélas ! constant du cancer utérin et les moyens de défense contre l'urémie des cancéreuses.

Enfin, nous terminerons en exposant d'une manière générale comment nous comprenons l'hygiène et le traitement médical de ces malades à la période cachectique.

CHAPITRE II

TRAITEMENT PALLIATIF DE L'HÉMORRHAGIE ET DE L'HYDRORRHÉE

> En 1818, la situation fâcheuse d'une mère de famille me conduisit à donner au tube dont je me servais pour le pansement des ulcères de l'utérus, des dimensions et une destination différentes.
> J'appelai *speculum uteri* ce nouvel instrument qui a depuis passé dans la pratique.
>
> (RÉCAMIER. *Recherches sur le traitement du cancer*, Paris 1829, p. 118.)

1° CURETTAGE ET CAUTÉRISATION IGNÉE.

Technique du curettage. — Pour retarder le développement de l'épithélioma du col et lutter contre les hémorrhagies qui compliquent la forme végétante ou ulcérée aucun procédé ne vaut le curettage du fongus cancéreux, aussi complet que possible, suivi de cautérisation du col.

Nairne (de Glasgow), Schwartz, Monod (de Bordeaux), Fraenkel, Byrne, Condamin et bien d'autres chirurgiens ont publié des travaux intéressants sur ce sujet. L'opération est facile et sans danger si l'on suit une technique précise ; les méthodes varient, mais les résultats se ressemblent et sont souvent bons.

Nous avons adopté depuis longtemps la manière de faire de Nairne, telle qu'il l'a décrite dans le *British Medical Journal* de 1891 et nous opérons par résection aux ciseaux ou grattage, suivi de cautérisations par le cautère actuel.

Il est particulièrement important de purger ces malades la veille de l'opération et de s'assurer que le rectum est débarrassé des matières qui le plus souvent l'encombrent par suite de la rigidité des ligaments utéro-sacrés envahis qui le compriment. Si la purgation ne suffit pas, il faut donner un grand lavage, car lorsque l'intestin n'est pas vide, on ne peut se rendre compte de l'épaisseur de l'induration et agir avec certitude.

Le chloroforme est nécessaire, mais cette nécessité de l'anesthésie ne semble pas une contre-indication à tenter l'opération pourvu qu'on n'opère pas des malades trop affaiblies, pour qui une perte de sang et l'intoxication chloroformique seront un choc trop fort.

J'ai toujours donné le chloroforme pour mes opérations palliatives : je n'ai jamais eu d'accident. Il suffit le plus souvent d'une dose faible pour endormir la malade et comme l'aide chargé du chloroforme est en éveil et n'a pas confiance dans la force de résistance de sa patiente, il la surveille de près ; aussi je n'ai jamais eu d'alerte.

La malade a été préparée et rasée, une fois endormie, elle est placée dans la position dorso-sacrée et le vagin est désinfecté soigneusement à l'eau bouillie chaude et au permanganate, autant que cela est possible sans provoquer une hémorrhagie trop forte.

Il faut alors se faire du jour pour bien opérer. S'il s'agit d'une multipare encore jeune, l'introduction de deux spéculums dits de Collin donne un jour excellent et protège les parois du vagin contre la brûlure avec une grande efficacité.

Ces deux spéculums sont de largeur un peu inégale; on les introduit successivement l'un dans l'autre et on les ouvre après avoir fait décrire à celui qui est à l'intérieur un quart de cercle pour que les lames des instruments recouvrent les parois antérieure, postérieure et latérales du vagin. Ces instruments facilitent beaucoup l'opération et sont infiniment supérieurs au spéculum cylindrique en bois dont on se servait autrefois, et aux valves qui ne peuvent prévenir les brûlures étendues.

S'il s'agit d'une femme âgée ou, à plus forte raison, d'une nullipare, il sera impossible de rien faire de sérieux sans donner de chaque côté de la vulve un fort coup de ciseaux.

Les plaies ainsi faites, recommandées par Chaput dans l'hystérectomie vaginale et que nous avons souvent employées, donnent beaucoup de jour et de facilité. Elles ne présentent que l'inconvénient de créer deux surfaces cruentées qui ne se réunissent pas ensuite par première intention et nécessitent quelques jours de soins pour se fermer. Lorsque j'ai employé ce procédé pour la première fois dans un cas de cancer, j'ai craint de créer ainsi deux surfaces d'inoculation pouvant donner des noyaux secondaires. C'était une crainte non justifiée. Je me suis facilité ainsi la besogne dans plus de 25 cas de curettage du col dans le cancer : jamais je n'ai vu d'inoculation survenir. Les plaies cutanées suturées verticalement se sont en général réunies en partie, puis ont guéri par granulation exactement comme cela a lieu lorsqu'on incise la vulve pour faciliter une hystérectomie vaginale.

Bien plus, cette dilatation artificielle de la vulve par ces deux incisions donne pour l'avenir une facilité très grande pour placer les spéculums ou les valves à chaque pansement et faire les lavages et les applications topiques. Il n'est pas de chirurgien qui n'ait éprouvé parfois de grandes difficultés à faire une injection ou un pansement sérieux à une femme âgée et vierge lorsque le vagin et l'hymen ont pris la dureté de la sclérose sénile. En pareil cas, cette double incision évite bien des douleurs et a de grands avantages.

Donc, le premier acte, après avoir endormi la malade et pris les précautions antiseptiques habituelles à toute opération vaginale, est de s'assurer que le vagin est largement dilatable et admet les gros spéculums de Collin ; si cela n'est pas, faire les incisions latérales de la vulve, puis, le vagin largement dilaté, achever le lavage toujours incomplet sans spéculum.

Ce temps préliminaire accompli, en général, il vaut mieux retirer les spéculums si on les a mis et introduire deux doigts dans le vagin pour juger de l'étendue du mal.

Si on trouve un gros champignon encéphaloïde, saillant sur un col isolé, forme végétante du cancer qui est le cas le plus favorable à l'opération palliative, il y a avantage à commencer par curetter et déblayer toutes ces végétations molles et friables avec une large curette tranchante, sur les doigts laissés au contact de la tumeur comme guides.

Les doigts placés dans les culs-de-sac sentent parfaitement lorsque le col peu à peu rongé par la curette s'efface et préviennent mieux que la vue du danger d'une perforation antérieure ou postérieure.

Howard Kelly recommande d'ailleurs cette manière de faire comme la plus sûre et tout chirurgien habitué à la chirurgie vaginale le comprendra.

Les bourgeons saillants enlevés autant qu'il est possible, les spéculums ou des valves sont replacés et on se trouve en présence des fragments de col saignants au fond du vagin.

Lorsqu'il n'existe pas de choux-fleurs, mais seulement

une ulcération, comme dans la forme cavitaire de l'épithélioma du col qui donne une caverne anfractueuse plutôt qu'un bourgeon, le premier temps que nous venons de décrire est inutile : on placera de suite les spéculums et un grand lavage à l'eau bouillie tiède débarrassera le fond du vagin des débris ou de la sanie qui l'encombrent.

A ce moment, il faut avant tout se rendre compte de la direction de la cavité utérine qui renseigne sur la situation exacte du corps de l'organe et sur l'épaisseur très inégale de ses parois : pour cela, le chirurgien doit trouver l'orifice du col. En général, il est repoussé d'un côté, une des lèvres étant bien plus atteinte par le mal que l'autre, qu'elle soit développée en forme de tumeur, ou au contraire, qu'elle ait été détruite par l'ulcération.

Cet orifice trouvé, on cathétérise la cavité utérine. C'est un point de repère important et qu'il ne faut jamais négliger ; il ne sera d'ailleurs pas toujours possible de le reconnaître et dans ce cas c'est par le palper bi-manuel seul qu'on jugera de la direction et du volume du corps utérin.

Pour opérer on peut alors suivre deux méthodes différentes. Soit au moyen du thermo-cautère, des ciseaux courbes ou du bistouri, on cerne la base du col par une sorte d'amputation conoïde plongeant dans le tissu utérin et on enlève tout ce cône de tissu malade coupé au ras des culs-de-sac vaginaux : soit avec une curette plus fine que la première on racle fortement toute la face interne du col, pénétrant dans la cavité utérine elle-même et rongeant les lèvres du col qui forment des lambeaux de plus en plus minces.

J'ai employé les deux procédés et certainement le premier paraît plus élégant, plus rapide et plus chirurgical, mais cependant, je préfère actuellement le second, sauf dans le cas où il est possible de faire une amputation sus-vaginale régulière et de suturer la muqueuse vaginale à l'utérine. Si on ne peut suturer, et c'est le cas habituel (car lorsque une amputation régulière est possible, l'hystérectomie vaginale l'est le plus souvent aussi et lui est préférable), je choisis le curettage.

Lorsqu'on sépare ainsi le col du vagin à sa base, comme je le décrivais tout à l'heure, on crée une large plaie ; l'utérus et le vagin se séparent et une large surface cruentée se trouve entourer ce qui reste du col cancéreux.

Au contraire, lorsque, considérant la cavité du col comme le point de repère, on gratte excentriquement sans détruire les adhérences du col au dôme vaginal, il ne se produit pas de plaie autre que celle qui se trouve dans l'intérieur même de l'utérus et les dangers de perforation sont très diminués.

Or, nous ne cherchons pas ici à faire une opération radicale, à dépasser les limites du mal le plus possible, auquel cas la première manière de faire serait évidemment la meilleure, nous voulons simplement détruire le plus de bourgeons saignants possible, le plus de la muqueuse utérine possible, pour arrêter pour un temps l'écoulement sanguin et ichoreux ; je conseille donc de suivre ce dernier procédé.

Les bords du col amincis par la curette recouvrent les culs-de-sac vaginaux et s'appliquent, en quelque sorte, sur la paroi interne des spéculums formant comme la base d'une cavité conique qu'il s'agit maintenant de cautériser énergiquement.

Pour cela, il est nécessaire d'avoir une source de chaleur puissante et je me sers, si je n'ai pas autre chose, du gros bouton du thermo-cautère Paquelin; mais si je puis avoir, comme à Saint-Michel les cautères d'autrefois dont le professeur Labbé m'a appris jadis à Beaujon l'efficacité admirable dans les phlegmons diffus, si je puis avoir le cautère olivaire de nos pères chauffé sur un réchaud de charbon, c'est là l'instrument que je préfère, car il rayonne beaucoup plus du fait de sa masse que ne peut le faire le thermocautère.

La plaie est bien détergée, bien lavée, bien séchée avec des tampons montés, les bords de la vulve sont recouverts d'épaisses compresses humides surtout au niveau du clitoris et du méat pour éviter les brûlures et, saisissant le cautère, je le plonge dans l'entonnoir créé par le grattage et le laisse s'éteindre peu à peu en le remuant légèrement cependant pour qu'il n'adhère pas et fasse l'hémostase.

Le premier cautère retiré, l'infirmière fait un rapide lavage à l'eau bouillie froide pour refroidir les spéculums ; l'aide assèche à nouveau et on applique à nouveau le cautère en ayant soin de plonger aussi loin que la prudence le permet dans la cavité utérine en revenant ensuite peu à peu en avant par des applications successives qui amincissent de plus en plus le cône du col et terminent en détruisant et brûlant les lèvres déchiquetées dont je parlais tout à l'heure.

Lorsque la cautérisation par contact semble être allée aussi loin qu'elle le peut sans danger, je termine en plaçant successivement plusieurs cautères dans l'intérieur de la cavité créée, agissant par chaleur rayonnante, par rôtissage, en quelque sorte, sans toucher les parois. Après chaque application, une douche vaginale pour refroidir et un assèchement rapide et complet sont pratiqués. Il ne faut s'arrêter que lorsque l'utérus présente l'aspect d'une cupule, ouverte largement vers l'extérieur et absolument desséchée, d'abord par les applications du fer rouge sur les parois, ensuite par le rayonnement intense de la masse rougie tenue au milieu de la cavité.

Nairne [1] qui, en 1891, recommandait cette cautérisation énergique, dit que les assistants effrayés par

1. NAIRNE. *British Medical Journal*, 7 février 1891, p. 283.

la fumée sortant de la vulve et le bruit des tissus grésillants par la chaleur considéraient le chirurgien avec horreur et trouvaient la méthode barbare ; elle n'en est pas moins excellente. L'intervention n'est pas grave et beaucoup de nos malades sont restées ensuite plus de six mois sans hémorrhagies.

La cautérisation terminée, je fais un tamponnement serré de la cavité, à la gaze iodoformée ; les valves ou les spéculums sont retirés et si, sur les parois du vagin ou de la vulve il s'est produit quelque brûlure superficielle, je la recouvre d'une pâte à l'oxyde de zinc.

Un pansement recouvre les incisions de la vulve suturées, s'il y a lieu, et la malade est reportée à son lit.

Telle est la technique que j'emploie depuis dix ans à Saint-Michel et qui m'a donné des résultats meilleurs que toute autre. Elle est, je crois, la plus sûre ; cependant des accidents peuvent se produire.

Accidents du curettage. — *Hémorrhagie.* — L'hémorrhagie qui accompagne le grattage est parfois très abondante, mais elle cède habituellement à un tamponnement appliqué solidement et tenu en place deux minutes ; elle cède surtout de suite au rôtissage, si les fongosités cancéreuses ont été soigneusement curettées.

Si le col n'a pas été désinséré par section, le tamponnement momentané est simple et utile à faire, mais si les culs-de-sac vaginaux ont été détachés un peu haut, il faut s'en abstenir sous peine de refouler le paramétrium, de créer une large cavité péri-utérine, et peut-être d'ouvrir le cul-de-sac postérieur. En réalité, cette hémorrhagie est rarement considérable; l'important est d'aller vite pour le premier curettage sans spéculum; les doigts aident beaucoup à cela, une fois les bourgeons mous détruits, l'hémorrhagie cède promptement. Dans un cas, cependant, pour une femme âgée qui arriva à Saint-Michel au dernier degré de l'anémie cancéreuse avec des hémorrhagies continues et graves, je crois que la perte de sang causée par le curettage que je me laissai entraîner à faire hâta la fin.

La malade perdait à flots dès qu'elle était détamponnée ; elle était mourante, mais suppliait qu'on fît tout pour arrêter l'hémorrhagie : je cédai et la fis endormir. Le vagin était rempli de masses encéphaloïdes, je les déblayai le plus vite possible avec les doigts, puis je plaçai le spéculum et je vis qu'un vaisseau de gros calibre saignait à la base du ligament large gauche envahi. La cautérisation n'arrêtant pas le sang et ne pouvant, d'ailleurs, être poussée dans le ligament large comme dans l'utérus, j'essayai de placer un clamp qui déchira de suite ; ce ne fut qu'après des essais répétés et la mise en place de plusieurs pinces que l'hémorrhagie fut arrêtée. Mais la malade déjà presque mourante avait perdu plus de sang qu'elle n'était capable de le supporter. Et malgré des injections répetées de sérum intra-veineux elle succomba rapidement.

C'est d'ailleurs la seule fois que j'ai vu le curettage donner un accident de cet ordre et il s'agissait d'une malade exsangue que je n'aurais pas dû opérer.

Il ne faut donc pas appliquer ce traitement aux cas trop étendus et surtout aux malades trop faibles : mais dans les cas de choux-fleurs limités au col et dans les cavités de col ulcérées, rien ne l'égale en efficacité et en innocuité. La malade, contrairement à ce qu'on pourrait craindre, ne souffre nullement au réveil ; je l'ai constaté plus de cinquante fois : jamais les malades ainsi brutalement cautérisées ne souffrent si le chirurgien a été assez soigneux pour éviter de brûler le vagin en empêchant les valves du spéculum de s'échauffer et si la vulve a été bien protégée par des compresses humides.

Atrésie. — Il faut s'efforcer de dilater suffisamment l'utérus pour pouvoir pénétrer profondément avec le cautère et détruire la muqueuse, très loin, complètement, si cela est possible, afin d'éviter les accidents d'atrésie cicatricielle et de pyométrie.

Ce reproche que l'on a fait à la méthode de Byrne parait peu justifié, la cicatrisation ne se fait pas malheureusement assez complètement pour fermer tout à fait la cavité du col et un peu de soin dans les pansements consécutifs permet de s'assurer que l'utérus rétracté reste largement ouvert.

Quant aux troubles menstruels auxquels pourrait donner lieu la destruction de la muqueuse, l'âge des malades les rend négligeables.

Perforation. — De même, il faut intervenir avec prudence lorsque des masses néoplasiques ont envahi le vagin autour du col. Un coup de curette brutal peut alors perforer un des organes voisins ou le cul-de-sac postérieur. Jamais je n'ai eu d'accident opératoire du côté de la vessie ou du rectum, mais deux fois ma curette a pénétré dans le cul-de-sac postérieur. J'ai fait immédiatement un tamponnement à la gaze par l'orifice ainsi créé et, dans un cas comme dans l'autre, aucun incident ne s'est produit.

D'ailleurs, d'une manière générale, le curettage et la cautérisation des nodules cancéreux du vagin ne donnent pas de résultats bien satisfaisants et, sur ce point, il faut être réservé, car l'amélioration qui suit le curettage de l'épithélioma du col ne se rencontre pas lorsqu'il s'agit de noyaux développés sur la paroi vaginale.

J'ai souvenir, en particulier, d'une malade vue avec mon ancien collègue Demoulin et qui portait dans le cul-de-sac postérieur, une petite tumeur épithéliomateuse encéphaloïde, le col étant presque respecté.

En tentant d'enlever cette tumeur, nous reconnûmes que l'envahissement cancéreux se prolongeait fort loin déjà dans le ligament large droit et qu'il fallait renoncer à une exérèse totale. Je fis donc un curettage et une cautérisation énergique, quoique plus prudente que dans l'utérus. La récidive eut lieu immédiatement. Les parois vaginales semblaient s'épaissir de proche en proche et se creuser de cavités remplies de tissu encéphaloïde.

Cette femme était déjà d'un certain âge, 60 ans, environ, et la santé générale semblait se maintenir ; espérant avoir affaire à une forme lente de la maladie, je fis tous mes efforts : curettage sous chloroforme, cautérisation ignée, chlorure de zinc, carbure de calcium, rien ne put arrêter la marche envahissante et rapide du néoplasme et la malade succomba quatre mois après son entrée à l'urémie.

Il y a des cas semblables qui défient toute thérapeutique et il est alors prudent de n'intervenir que devant une indication bien nette, comme une hémorrhagie menaçant la vie de la malade, si l'on ne veut s'exposer au reproche d'avoir hâté la fin.

Lorsque des masses néoplasiques molles, très saillantes dans le vagin, paraissent avoir une base étroite, il pourra être utile de les faire disparaître, car on diminuera ainsi les pertes sanguines et l'écoulement sanieux; mais le plus souvent, l'envahissement de la paroi vaginale par l'épithélioma est une contre-indication absolue à l'emploi de la curette.

Si cette intervention semblait utile, l'introduction d'une sonde dans la vessie d'une part et d'un doigt dans le rectum de l'autre seraient des précautions indispensables à prendre pour éviter la perforation ou l'amincissement exagéré des parois de ces organes.

J'ai plusieurs fois opéré sur un doigt introduit dans le rectum pour nettoyer, sans danger de perforation, la cloison recto-vaginale; mais je crois actuellement qu'en pareil cas le mal est si avancé qu'il y a peu d'utilité à intervenir et peut-être danger d'affaiblir les parois de la vessie ou du rectum et de faciliter une fistule.

La perforation peut d'ailleurs se produire dans l'utérus comme sur la paroi vaginale, car le néoplasme peut avoir tellement modifié la structure de la muqueuse et du muscle que rien ne persiste de sa dureté caractéristique et que la paroi utérine cède comme une feuille de papier brouillard mouillé.

Jamais cet accident de perforation utérine n'est survenu entre mes mains; toujours, sous les fongosités molles, j'ai trouvé une couche résistante, peut-être moins qu'à l'état normal, mais suffisamment pour avertir l'opérateur exercé à manier la curette; cependant M. Schwartz [1], dans une clinique de l'hôpital Cochin rapporte une perforation de ce genre qui ne fut, d'ailleurs, suivie d'aucun accident. L'observation est fort

1. SCHWARTZ. Du curettage appliqué au traitement du cancer de l'utérus. Ses accidents. *Revue générale de clinique et de thérapeutique*, 1891, p. 114.

intéressante et indique la ligne de conduite adoptée par ce maître.

, **Obs. de Schwartz.** — Il s'agit d'une malade de 55 ans, entrée à la Maison municipale de Santé pour des pertes très abondantes.

Nous constatons au toucher l'existence d'un épithélioma du col de l'utérus envahissant la cavité cervicale largement ouverte, envahissant la paroi vésico-vaginale dans l'étendue de trois à quatre centimètres au moins.

Quoique l'utérus soit relativement mobile, nous ne sommes pas d'avis de tenter une opération radicale contre-indiquée, selon nous, par l'envahissement du vagin en avant et nous proposons le curettage pour parer aux hémorrhagies.

Après les précautions antiseptiques d'usage, la malade est endormie le 10 juin et nous procédons au curettage. Le col est enlevé en presque totalité ; la curette attaque la cavité utérine quand, tout à coup, sans que nous ayons fait aucun effort, elle traverse la paroi postérieure de l'utérus et y détermine une large déchirure verticale de 4 centimètres qui donne aussitôt issue à un petit kyste, de la grosseur d'une noix, attaché par un long pédicule et qui est manifestement un petit kyste ovarique ou para-ovarique. On l'enlève et on réduit le petit pédicule. Nous faisons, immédiatement après avoir retiré l'instrument, un lavage au sublimé à 1/1000, puis le nettoyage de la cavité utérine avec de petits tampons de gaze iodoformée; puis saisissant avec une longue pince à griffes les bords de la déchirure, nous les réunissons à l'aide de quatre sutures au catgut n° 2. Ces manœuvres ont été assez difficiles à cause de l'étroitesse de la cavité dans laquelle on opérait. Tamponnement à la gaze iodoformée. Ouate et bandage en T. Prises d'extrait thébaïque, les deux premiers jours de 0,05 centigrammes. L'opérée n'eut aucune réaction et guérit parfaitement. Nous l'avons revue en octobre dernier, quatre mois après, et l'amélioration persiste. C'est à peine si elle reperd depuis quelques jours quelques gouttes de sang. L'état local au toucher et au spéculum est tel que nous l'avons laissé lors de son départ.

On voit par ce récit qu'il ne faut pas, dans les curettages pour cancer, se fier au cri utérin qui indique l'arrivée de la curette sur le tissu dur. Cette indication peut parfaitement manquer quoique, habituellement, sous la partie ramollie et ulcérée du néoplasme, existe une zone indurée que l'on reconnait facilement et qui ne se laisse pas entamer par la curette.

Il faut reconnaitre d'ailleurs que pareil accident est rare et penser aussi que l'utérus dont le col est envahi par le cancer n'est pas toujours libre dans la cavité péritonéale ; il y a de grandes chances pour que la cavité de Douglas que l'on ouvre soit cloisonnée par des adhérences de péritonite chronique causée par le voisinage du néoplasme. Aussi je ne crois pas que le cas échéant, je chercherais à réunir la déchirure par des catguts, manœuvre extrêmement difficile et si la déchirure était près du col je pense que, comme dans les cas où j'ai perforé le cul-de-sac, je me bornerais à un tamponnement régulier drainant le cul-de-sac par la déchirure.

La perforation du cul-de-sac peut cependant avoir

des suites graves car dans la thèse de Mme Kantzel[1] on trouve deux observations : l'une du service du Pr Lanelongue (de Bordeaux) l'autre du Dr Boursier rapportant des cas où cet accident eut lieu et où la malade succomba à la péritonite consécutive. Il faut donc être prudent, mais cette crainte ne doit pas empêcher d'intervenir complètement pourvu qu'on sache se guider sur le doigt et qu'on *reconnaisse exactement le col et le corps utérin en opérant.*

Ce n'est pas toujours chose si aisée qu'il semble. Chez les vieilles femmes, le corps utérin est souvent atrophié et derrière un col bourgeonnant et énorme on peut trouver un corps utérin de trois centimètres de long. J'ai vu, dans un service hospitalier étranger, le cas se produire et la perforation se créer au premier coup d'une curette trop étroite. Le corps était très petit et incliné en avant en antéflexion. La curette perfora directement la paroi postérieure au niveau de l'angle qui unissait le corps atrophié au col que l'épithélioma avait infiltré et rendu énorme.

Quelquefois aussi dans l'épithélioma de la portion vaginale du col, la lèvre postérieure se détruit et il se crée, aux dépens du cul-de-sac postérieur, une vaste cavité anfractueuse en arrière de l'utérus et en avant du rectum. La muqueuse vaginale atteinte s'épaissit et forme à l'orifice de cette cavité un bord épais, dur et

1. Mme Kantzel, thèse Bordeaux, citée.

plus ou moins couvert de noyaux cancéreux qu'il est très facile de prendre pour la lèvre postérieure ulcérée.

Dans ce cas, en général, l'utérus est en antéflexion, de sorte que si on se croit en présence d'un col largement ouvert et envahi et qu'on intervienne avec la curette sans précautions, se croyant dans la cavité même de l'utérus, la perforation peut se produire immédiatement.

Il est donc très important avant un curettage de faire un examen bi-manuel complet, lorsque la malade est sous le chloroforme, pour se rendre compte de la place exacte du corps utérin et, pendant l'intervention, de se repérer toujours sur la lèvre la mieux conservée et de s'aider parfois de l'hystéromètre pour s'assurer qu'on ne s'éloigne pas de la cavité utérine.

Le danger de perforation est aussi bien plus grand lorsqu'on tente de nettoyer un noyau de récidive survenu sur une cicatrice d'hystérectomie vaginale. Les points de repère manquent et l'adhérence des anses intestinales voisines au noyau de récidive étant certaine, la production d'une fistule intestinale est bien à craindre. En pareil cas, lorsque des hémorrhagies forcent la main à intervenir, il vaut mieux curetter le moins possible et cautériser en surface.

Méthode de Byrne. — Le gros inconvénient du cautère actuel olivaire est la difficulté de limiter son rayonnement très intense aux points que l'on veut atteindre et de respecter la paroi vaginale ; cependant avec de l'habitude et du soin, en garnissant au besoin les culs-de-sac vaginaux de tampons de ouate imbibée d'eau bouillie et exprimés, nous sommes toujours arrivés au résultat cherché.

John Byrne (de Brooklyn) [1] emploie, au lieu du fer rouge, des cautères de platine formés d'un gros fil en spire conique, les vides étant comblés par un mélange de verre pilé et de silicate de potasse.

Ce cautère a l'avantage de pouvoir être porté à l'incandescence au contact même des tissus; il n'est pas aussi nécessaire de garantir le vagin; par conséquent, deux valves, l'une antérieure l'autre postérieure, peuvent suffire.

Byrne fait l'extirpation supra-vaginale du col à l'aide de cautère et se refuse à toute opération par l'instrument tranchant, affirmant qu'il évite ainsi toute contamination des tissus voisins encore sains et qu'il diminue l'hémorrhagie. Il pense même que le tissu de cicatrice qui succède à la chute de l'escharre produite par la brûlure est un terrain moins favorable à la rédicive que les plaies cruentées de l'instrument tranchant.

La simple section au galvano-cautère expose à des accidents d'hystérométrie dus à la cicatrice, plusieurs

1. JOHN BYRNE. *On the relative merits of total or partial vaginal hysterectomy for cancer of the cervix by ordinary methods and supra vaginal excision by galvano-cautery.* New-York. Appleton and C°, 1896.

malades ont présenté cet accident. Il y a donc intérêt comme nous l'avons déjà indiqué à détruire la cavité utérine le plus loin possible, à la transformer en une sorte d'entonnoir ouvert largement, et, sans pouvoir apprécier la valeur du cautère de Byrne que nous n'avons jamais employé, nous ferons à sa méthode le reproche que nous adressions à l'amputation conoïde par le bistouri ou le thermo-cautère et lui préférerons le curettage sans amputation qui évite la désinsertion des culs-de-sac vaginaux.

Parfois, dans sa forme nodulaire, l'épithélioma du col ne forme ni choux-fleurs, ni ulcérations profondes, mais se caractérise par un épaississement ligneux des deux lèvres ou d'une d'entre elles hypertrophiée et saillante, formant une masse bleuâtre dans le spéculum. Si, dans un cas semblable, l'on ne peut intervenir radicalement par suite d'envahissement du ligament large, il est certain que la seule opération possible est l'amputation au galvano-cautère, au thermocautère ou au bistouri, suivie de cautérisation du moignon. Tout curettage serait inutile sur le tissu lardacé. Il faut dire aussi que c'est alors que l'atrésie sera le plus à craindre et enfin que l'indication d'intervenir est assez rare puisque nous sommes guidés par l'indication de l'hémorrhagie et de l'écoulement et que, dans cette forme spéciale, ces deux symptômes sont peu accusés en général.

Résultats de la cautérisation. — Byrne a pu suivre plusieurs de ses malades et il relate des succès opératoires vraiment surprenants, soit qu'il n'y ait pas eu de récidive, soit que la récidive ait été très tardive, après dix-huit ans dans un cas, après vingt et un ans dans un autre. Il faut reconnaître que les statistiques publiées ne sont pas du tout d'accord avec la sienne en général et si l'amélioration est constante, sa durée est parfois minime.

Voituriez [1] parle de cinq à six mois de survie, ce qui est évidemment trop peu, car la plupart de nos malades ont survécu plus longtemps.

Les malades de Levrat [2] ont survécu de trois à onze mois. Par contre, Monod [3] (de Bordeaux) cite un cas tout à fait exceptionnel où la survie après des curettages successifs a été de dix ans.

D'autres auteurs ont aussi des résultats de longue durée, Sänger parle de sept ans, Dubourg et Nairne de plus de quatre ans; Potherat m'a dit avoir revu encore dernièrement une malade curettée deux fois et qui survit encore cinq ans après la première intervention. Les cas de survies de deux à trois ans sont nombreux.

1. Voituriez. Du cancer du col utérin et de son traitement par le curage. *Journ. des sciences médicales de Lille*, 4 avril 1889.

2. Levrat. De l'intervention partielle tardive dans l'épithélioma utérin inopérable, *Bull. médic.*, 29 avril 1891.

3. Monod. *Annales de la Polyclinique de Bordeaux*. Oct. 1891, mars 1894.

Personnellement, j'ai opéré, il y a six ans, une Alsacienne de 40 ans arrivée à l'hôpital dans des conditions déplorables d'anémie et d'infection dues à une énorme production encéphaloïde en chou-fleur qui naissait sur le col, remplissait les culs-de-sac vaginaux sans y adhérer et avait acquis presque le volume du poing. Je dilacérai la tumeur avec le doigt, achevant le travail avec la curette et avec des ciseaux. Arrivé à la base indurée insérée sur le col, je l'ébrasai, le creusai, et y plongeai à plusieurs reprises et avec insistance le gros bouton du thermo-cautère, rôtissant énergiquement la cavité et les bords. La malade guérit rapidement et sortit. Je croyais à une récidive rapide, lorsque quelques mois après, je la revis par hasard, l'examinai et lui trouvai un col dur et cicatriciel, sans trace de récidive cancéreuse.

J'ai revu cette malade plusieurs fois, alors qu'elle m'amenait ses enfants à l'hôpital et je n'ai jamais constaté ni écoulement ni hémorrhagie : le col gardait son aspect cicatriciel. Je sais qu'il y a quelques mois encore elle a été revue, amaigrie mais marchant encore. Elle n'a pas été examinée.

Routh, dans le *British Medical Journal* de 1870 cite une malade atteinte d'épithélioma en chou-fleur du col de l'utérus qu'il a soignée par des cautérisations au brôme et qu'il a revue huit ans après sans symptômes de généralisations et dans un bon état général.

Nairne [1] a obtenu un excellent résultat de la cautérisation dans un mauvais cas dont l'observation reproduite dans le *British Medical Journal* est très intéressante. Nairne y défend la cautérisation contre le Dr Keith qui traite cette méthode de mauvaise chirurgie.

Observation de Nairne. — Dans l'été de 1887, ce qui est presque il y a trois ans et demi, je reçus une lettre du docteur Keith me recommandant une malade avec un mauvais col. Elle avait des hémorrhagies considérables, un écoulement fétide et elle avait été soignée par son médecin qui avait fait tout son possible pour la guérir. Elle avait quarante-deux ans et sous tous les autres aspects semblait une personne très saine. La maladie fut immédiatement diagnostiquée cancer, diagnostic que l'examen anatomo-pathologique confirma ensuite.

L'avis très net du docteur Keith à cette époque, était d'attirer l'utérus aussi bas que possible et de faire une amputation aussi haut que possible, pour donner à la malade du répit pour un temps. Je n'ai pas idée quelle durée représente « pour un temps » mais je sais que, dans les cas semblables, « pour un temps » veut dire un temps bien court, et je ne doute pas que la connaissance de la marche de cette maladie que possède le docteur Keith ne lui fit juger de même quand il écrivit « pour un temps ». Dans tous les cas, je fis l'opération, mais non seulement j'abaissai bien, ce qui, dans l'espèce, n'était pas facile, et je coupai avec les ciseaux aussi haut que possible, mais je fis une application énergique, qu'un spectateur qualifia même de barbare, du cautère actuel. Je me servis d'un bon gros cautère, aussi épais qu'un pique-feu. Bien souvent avant, et

1. Nairne, *British Medical Journal*, 7 février 1891.

depuis, j'ai employé le même procédé. Il peut paraître barbare, il peut être « monstruously bad surgery », mais, pour nous en tenir à ce seul cas, quelles nouvelles en avons-nous aujourd'hui ?

La malade est restée en parfaite santé depuis. Je l'ai examinée, il y a environ sept semaines et on ne trouve pas chez elle la plus petite trace du retour de la maladie. Que pouvait-on faire de mieux dans une si terrible maladie ?

Mme Kantzel [1] donne comme résultat des nombreuses observations qu'elle a analysées, une survie moyenne de dix mois 1/2 dans les formes végétantes curettées une fois, 21 mois si les curettages sont répétés, et de 7 mois 1/2 dans les formes ulcéreuses qui bénéficient moins de l'intervention. La survie d'une année est fréquente si j'en juge par mon expérience personnelle mais les cas sont si peu comparables que toute statistique sérieuse est bien difficile à établir. Il faudrait d'abord connaître le début exact de la maladie et le plus souvent, c'est impossible.

Houzel [2] qui a pris comme signe de début les premières hémorrhagies donne la survie suivante :

Pour les femmes de 20 à 30 ans, la mort survient au bout de 8 à 15 mois si elles sont abandonnées à elles-mêmes, au bout de 13 à 21 mois si elles ont été curettées.

1. Mme Kantzel. *Loc. citato.*
2. Houzel. Traitement chirurgical des cancers utérins inopérables. *Cong. gyn. de Bruxelles* et *Bull. Médic.* 21 sept. 1892.

Pour les femmes de 50 à 60 ans, la durée de la maladie est de 20 à 36 mois s'il n'y a pas d'intervention et peut se prolonger jusqu'à 4 ans si l'on fait des curettages répétés.

Je n'ai vu qu'une fois une survie aussi longue mais les exemples que nous venons de donner sont encourageants et prouvent que si chez certaines femmes jeunes la marche envahissante du cancer utérin n'est guère influencée par le traitement palliatif, chez les femmes âgées on peut obtenir d'excellents résultats.

« Ces résultats, dit Mme Kantzel peuvent être mis en « parallèle avec ceux de l'hystérectomie abdominale : « on doit donc conclure que le curettage palliatif doit « toujours être pratiqué lorsque la lésion ne peut être « enlevée en totalité. »

Curettages répétés. — J'ajouterai qu'il ne faut pas se décourager, et que les curettages répétés ont donné des résultats vraiment inespérés. Bien des observations prouvent qu'en recommençant l'intervention dès que les hémorrhagies reparaissent, on peut avoir une série d'améliorations de deux à cinq mois, parfois plus, pendant lesquelles la malade ne perd pas et mène sa vie habituelle.

Le Dr Klotz [1] (de Dresde) a même fait de la cau-

1. KLOTZ. Du traitement palliatif du cancer inopérable de l'utérus, analyse in *Sem. médic.* 1896, n° 12.

térisation répétée une méthode spéciale. Il cherche à détruire complètement le néoplasme par plusieurs séances de cautérisations au fer rouge, de quinze minutes environ chacune. Comme nous l'avons d'ailleurs recommandé, il agit par chaleur radiante autant que par contact direct et se sert de gros cautères en boule ou olivaires.

Les séances de cautérisation sont répétées environ tous les dix jours pendant deux mois et, au bout de ce temps, on trouve une large cavité cratériforme lisse formée par le fond utérin et les culs-de-sac vaginaux, les lèvres du col ont disparu. Cette plaie se cicatrise en quatre mois.

Chez six malades opérées ainsi, la cicatrisation a été complète, dit l'auteur. Il n'y a ni hémorrhagie ni écoulement. État général bon. Ces opérations datent de 4 ans pour deux cas, 3, 2, 1 an et six mois pour les quatre autres.

Il est peu probable que cette série heureuse se soit prolongée bien longtemps car la cicatrisation réelle est bien rare, mais il faut retenir de cette méthode l'utilité des cautérisations répétées, possibles même sans chloroforme, si l'on protège bien le vagin. Nous allons citer à ce sujet l'observation très intéressante et exceptionnelle de Monod, mais nous donnerons d'abord deux faits pris dans les thèses de A. Pozzi et de Mme Kantzel qui donnent une idée plus exacte de la marche habituelle de la maladie. Il existe d'ailleurs un grand nombre d'observations publiées qui montrent l'utilité de répéter les curettages.

Obs. de A. Pozzi (thèse de Paris, 1885). — *Cancer du col. Curettages. Survie de 2 ans 1/2.* — Mme D... 30 ans, commence à souffrir de douleurs et de pertes de sang au commencement de 1883. Au mois de novembre même année, A. Pozzi est appelé. Il constate un cancer du col envahissant surtout sa cavité. La face interne du col est recouverte de végétations qui obstruent la cavité cervicale.

En novembre 1883, curettage. Cautérisation au thermocautère ; amélioration passagère.

En janvier 1884, curettage ; nouvelle cautérisation : amélioration notable ; les pertes cessent et les douleurs diminuent.

En octobre 1884, troisième curettage avec cautérisation ; à ce moment, le col a disparu ; il est remplacé par une cavité végétante rétractée au fond du vagin. L'amélioration se reproduit et dure jusqu'en *mai 1885*, nouveau curettage, nouvelle cautérisation ; à cette époque l'utérus est immobilisé ; ligaments larges pris.

La malade succombe en mars 1886.

L'opération radicale qui semble avoir été possible au début pour cette malade n'aurait probablement pas donné un meilleur résultat. En tout cas, dans l'observation suivante, elle était impraticable et le bénéfice des curettages pour la malade est encore plus apparent.

Obs. de Kantzel (obs. XXVIII de sa thèse résumée). — *Epithélioma du col utérin. Début remontant à un an. Amé-*

lioration d'un an après le premier, et de sept mois après le second curettage. Sortie de plus de 2 ans. — Mme Bal... 48 ans, entre au service du professeur Boursier, 4 octobre 1897. Pertes jaunâtres depuis la fin de l'année 1896, elles prennent rapidement une odeur fétide. En même temps douleurs vives dans le bas-ventre et les cuisses. Métrorrhagies abondantes avec caillots. Amaigrissement notable.

Au toucher, le doigt pénètre facilement dans le col ulcéré et anfractueux.

Envahissement du cul-de-sac latéral droit. Utérus immobile.

Le 12 octobre 1897, curettage. Cautérisation au thermocautère. Chlorure de zinc.

Sortie quelques jours après.

Depuis sa sortie de l'hôpital jusqu'au mois d'avril 1899 la malade vient à la consultation où on lui fait des pansements à l'ichthyol. Toute l'année 1898 la malade a travaillé et mené sa vie habituelle. Ni douleurs, ni hémorrhagies, quelques pertes blanches. Cependant, le col ne s'est jamais cicatrisé, dès novembre 1897 il y avait des bourgeons épithéliaux.

Hémorrhagies à la fin de 1898, amaigrissement ; hémorrhagie grave en avril 1899, la malade rentre à l'hôpital. Facies blanc jaunâtre, petitesse du pouls.

Au toucher on ne trouve plus trace du col qui est remplacé par une masse molle, bourgeonnante, difficile à délimiter. Envahissement de tous les culs-de-sac.

Au spéculum, vaste ulcération à fond bourgeonnant. Le curettage n'est fait que le 24 avril 1899 à cause des hémorrhagies et de la faiblesse de la malade. Suites opératoires bonnes. On enlève tout pansement le 27 avril. La malade quitte l'hôpital le 4 mai, sans pertes, avec un état général très amélioré.

L'amélioration dure jusqu'en novembre 1899. État général bon, la malade a repris ses forces et peut faire de longues courses à la campagne. Pas de pertes, peu de douleurs. Depuis novembre, elle recommence à souffrir du bas-ventre, les hémorrhagies et les pertes reparaissent. Sommeil interrompu par des douleurs, amaigrissement.

Monod [1], de Bordeaux, a rapporté l'observation d'un cas d'épithélioma du col qu'il a soigné pendant sept ans en le combattant par cinq exérèses partielles.

L'observation a été souvent citée, mais je ne l'ai vue reproduite nulle part et elle mérite d'être rapportée intégralement, non pas que je veuille recommander le curettage dans les cancers limités du col, mais à cause de l'exemple remarquable qu'elle donne de la marche exceptionnellement lente qu'affecte quelquefois la maladie et de l'utilité de l'exérèse partielle dans la période avancée.

Obs. de Monod. — *Épithélioma du col à forme papillaire. Cinq opérations d'exérèse successives. Survie de dix ans après la première intervention.* — M. S..., âgée de 53 ans, a joui d'une bonne santé antérieure. Un accouchement difficile, il y a plus de trente ans, suivi de complications inflammatoires du côté du petit bassin. Très névropathe. Ménopause survenue brusquement à 43 ans à la suite d'une émotion vive. Pendant six ans la santé générale reste très bonne, sans aucune perte. A 49 ans, à la suite d'une grande fatigue, survient une hémorrhagie abondante. Depuis lors, le sang a reparu à intervalles très irréguliers, variant d'un mois à une année. La malade me consulte en avril 1881, quatre

1. Monod. *Annales de la Polyclinique de Bordeaux*, oct. 1891.

ans après la première perte. Je constate à cette époque deux petites végétations, ayant l'apparence de polypes vasculaires, implantés sur l'orifice externe du col. Le col lui-même est absolument sain.

Première opération (1 avril 1881). — J'enlève ces végétations à la curette tranchante et je cautérise la surface saignante à l'acide chromique. Pendant dix-huit mois la santé générale reste très bonne; quelques légères pertes sanguines à la suite de fatigues exagérées.

Deuxième opération (novembre 1885). — Les végétations se sont reproduites à la même place un peu plus nombreuses et exubérantes. J'en pratique l'extirpation comme la première fois. Examinées au microscope par mon collègue le Dr W. Dubreuilh, elles sont reconnues de nature épithéliale.

Pendant onze mois, les pertes sont complètement arrêtées et la santé générale est très bonne. Vers la fin d'octobre 1886, réapparition de l'écoulement sanguin. Je constate une masse végétante du volume d'une grosse noix, friable et saignante, distendant l'orifice du col et se prolongeant dans la cavité cervicale. La lèvre postérieure est bosselée et indurée, l'antérieure est saine.

Troisième opération (oct. 1886). — Après m'être débarrassé de toute la partie saillante et facilement accessible de la tumeur, je m'attache à détruire aussi complètement que possible, avec une curette tranchante, les végétations qui s'implantent sur la lèvre postérieure et remontent dans la cavité cervicale. L'écoulement sanguin, très abondant pendant ce temps de l'opération, est arrêté par des injections chaudes. Tamponnement à la gaze iodoformée.

Cette intervention est suivie d'une nouvelle période d'accalmie caractérisée par un retour à la santé à peu près normale et par l'absence de fortes pertes, période qui s'étend du mois de novembre 1886 au mois de mars 1888 (seize mois). Les hémorrhagies reparaissent au mois d'avril 1888. A ce moment l'examen permet de reconnaître que les végétations qui se sont reproduites à l'orifice externe et dans la cavité du col se prolongent jusque dans la cavité utérine.

Quatrième opération (avril 1888). — Je pratique un curettage classique et très complet, suivi d'un badigeonnage au perchlorure de fer. Suites très simples. Nouvel entr'acte, sans pertes, sans douleurs, la santé générale restant bonne, qui se prolonge jusqu'au mois de juin 1890, c'est-à-dire plus de deux ans. A cette époque la malade se plaint de crises douloureuses vers la hanche et le membre inférieur du côté droit, qui rappellent absolument les crises de sciatique et qui reviennent avec une certaine régularité, tous les deux jours environ dans l'après-midi. A l'examen je trouve le col transformé en gros bourgeons irréguliers, saignant facilement, sans envahissement de la paroi vaginale. Le corps utérin est augmenté de volume et immobilisé en rétroflexion. Le professeur Demons appelé en consultation, est d'accord avec moi pour repousser toute tentative d'extirpation totale.

Dans le courant de juillet, les pertes sanguines reparaissent, et, avec leur retour, coïncide une atténuation notable des douleurs sciatiques.

J'insiste sur ce fait que la malade n'avait pas perdu de sang depuis la dernière intervention, c'est-à-dire pendant une période de vingt-six mois.

A la fin d'octobre 1890, les hémorrhagies se rapprochent et augmentent d'intensité. Les forces sont un peu diminuées, et il y a un léger amaigrissement. Je me décide à une nouvelle intervention qui a lieu le 4 novembre.

Cinquième opération (nov. 1890).— J'excise avec une curette tranchante une masse bourgeonnante du volume d'une grosse noix, qui encombre toute la région du col. Je saisis alors les deux lèvres avec des pinces érignes ; l'utérus ne peut être abaissé, mais grâce à l'écartement des pinces fixatrices, je parviens à introduire une curette dans la cavité qui est extrêmement obstruée par les bourgeons. Je pratique avec précaution un curettage aussi large que possible, puis je touche toute la surface avivée avec un tampon imbibé de perchlorure de fer. Tamponnement à la gaze iodoformée.

Pendant trois mois et demi, la malade ne perd pas une goutte de sang. L'état général redevient bon ; il ne persiste que des douleurs sciatiques qui se font sentir par intervalles.

Une apparition de sang en février ; elle cesse aussitôt pour ne plus reparaître jusqu'à ce jour (15 oct. 1891), à l'heure actuelle, onze mois après la dernière intervention, la santé est encore relativement bonne et la malade peut vaquer à ses occupations habituelles.

Depuis ce moment jusqu'en mars 1894, cette malade jouit d'une santé relativement bonne et n'a pas présenté d'hémorrhagies nécessitant une nouvelle intervention.

Il y a dix ans que la première intervention a eu lieu la malade est morte en septembre 1895.

Résultats du curettage contre la pyométrie et les résorptions septiques. — L'utilité du curettage bien établie comme moyen palliatif permettant de remédier aux hémorrhagies du cancer utérin n'est pas moins évidente pour diminuer ou empêcher la résorption purulente due à l'hydropyorrhée. Aucune injection désodorisante ou antiseptique n'a d'action efficace sur ce symptôme tant qu'un nettoyage détruisant les bourgeons néoplasiques et facilitant l'écoulement n'a pas été fait. A plus forte raison, le curettage est-il nécessaire lorsque les douleurs paroxystiques spéciales et l'augmentation de volume de l'utérus constatée par le toucher bi-manuel font prévoir l'existence d'un pyomètre.

Cette complication est assez fréquente dans le cancer du col de l'utérus pour que nous ayons pu en rencontrer plusieurs cas soit à l'hôpital soit dans notre pratique. Il n'est pas de symptôme qui soit aussi nettement soulagé par le curettage que les douleurs qui accompagnent la formation du pyomètre, pas d'amélioration aussi frappante que celle qui se produit chez ces malades infectées lorsqu'une ouverture large permet le lavage régulier de la cavité utérine distendue par le pus ou même les gaz.

En général, il s'agit d'un cancer nodulaire occupant l'épaisseur même de la paroi du col, qu'il a transformé en une masse d'une dureté ligneuse. A cause même de cette rigidité particulière, il ne faut pas craindre de créer un orifice particulièrement large par le curettage et la cautérisation pour assurer le drainage de la cavité et éviter toute tendance à l'atrésie. Il faut agir énergiquement sur le col et le détruire mais éviter toute intervention un peu violente sur l'intérieur de la cavité utérine et même ne pousser les injections intra-utérines qu'avec une grande prudence car l'augmentation de volume de la cavité du corps utérin entraîne avec elle un amincissement irrégulier des parois qui peuvent ne plus avoir aucune résistance. C'est dans un cas semblable qu'une perforation serait bien facile et probablement méconnue ; d'ailleurs, même si le chirurgien s'apercevait de l'accident, il serait difficile d'y remédier efficacement par une laparotomie et il se développerait une péritonite mortelle et rapide.

Cette perforation peut même se produire spontanément ; Simpson[1] en donne un exemple terminé par péritonite rapidement fatale et dans lequel une perforation de la grandeur d'un pois fut trouvée à l'autopsie sur le fond de l'utérus dilaté par un pyomètre dans le cours d'un cancer du col.

Il faut donc intervenir lorsqu'on reconnaît la rétention utérine, ouvrir largement le col et éviter avec le plus grand soin toute compression du corps de l'utérus ou toute manœuvre intra-utérine brusque.

Les malades que j'ai rencontrées atteintes de cette complication étaient des femmes âgées de 70 à 72 ans ; aussitôt le col ouvert, elles furent soulagées de leurs douleurs qui n'étaient donc pas dues à l'envahissement du petit bassin par le mal mais à la distension utérine.

Nous avons trouvé une fois un col tellement dur et petit que la création d'un canal pénétrant dans l'utérus fut fort difficile. Howard Kelly parle aussi d'un cas analogue où le cathétérisme était particulièrement pénible mais nécessaire car la malade n'était soulagée que lorsque le chirurgien avait réussi à vider l'utérus ; mais le plus souvent l'obstacle n'est ni élevé ni difficile à forcer et la curette a vite fait de créer une voie que le cautère élargit ensuite à volonté.

1. Simpson. *Edinb. medic. journ.* Janvier 1879.

Je me souviens de trois exemples de cette complication, tous les trois chez des femmes âgées ; deux étaient dus à cette forme squirrheuse de l'épithélioma du col que l'on trouve surtout dans la vieillesse et dont la marche est, en général, très lente, le troisième avait pour cause un cancer, dont les végétations formaient clapet à l'orifice supérieur du col.

Obs. I (*personnelle*). — L'une de mes malades entra à Saint-Michel pour une douleur vive et persistante de la région pelvienne rendant la station debout presque impossible. Chaque soir elle avait une élévation légère de température, environ 38° et des signes généraux d'anorexie sans que sa santé générale fût cependant celle d'une infectée ; quelques hémorrhagies ; très peu de pertes blanches.

A l'examen on trouvait à la place du col de l'utérus une petite masse dure, saignante au contact. L'orifice du col était déplacé en arrière.

Par le palper bi-manuel on reconnaissait l'utérus du volume d'une grossesse de quatre mois environ dur et très sensible à la pression.

L'examen ayant prouvé que le col était bien le siège d'un épithélioma, j'attaquai à la curette ce néoplasme, creusant une sorte de canal qui peu à peu me conduisit dans la cavité utérine dilatée.

Il s'écoula alors presque un demi-litre de pus. Après un premier lavage, je fis un tamponnement lâche à la gaze. Il n'y eut aucune hémorrhagie. La malade fut soulagée immédiatement.

Cette malade resta quelque temps à l'hôpital puis s'éloigna, et revint avec de nouvelles douleurs quelques semaines plus tard. Je constatai que le pyomètre s'était reproduit en partie et il suffit d'une simple cautérisation au fer rouge complétant un curettage pour créer un large canal qui ne se referma plus.

La malade a été revue ; le cancer progressait lentement, mais les douleurs ne reparurent que plus d'une année après lorsque les ligaments utéro-sacrés furent complètement envahis. Elle était opérée depuis plus de quinze mois. Elle fut ensuite perdue de vue et a dû mourir quelques mois plus tard.

Obs. II (*personnelle*). — J'ai soigné aussi une religieuse de 60 ans atteinte d'une lésion analogue quoique plus complexe.

Depuis plusieurs mois, cette femme avait des pertes de pus clair et fétide, associées à une fièvre qui montait à 39° chaque soir; les douleurs n'étaient pas très vives et c'est surtout pour remédier à l'écoulement qu'on me pria de lui donner des soins.

L'utérus était énorme, atteignant et dépassant l'ombilic et donnant au palper l'illusion d'un fibrome sous-péritonéal volumineux.

Par le toucher bi-manuel, on se rendait compte que le col utérin était épaissi mais non infiltré de cancer et qu'au-dessus de lui la tumeur faisait corps avec l'utérus lui-même.

Dans l'espoir de trouver peut-être un fibrome en voie de sphacèle je dilatai le col et arrivai ainsi au milieu d'une masse de végétations à moitié gangrénées plongeant dans un litre de pus fétide qui s'écoula au dehors à mesure que ma curette détruisit les bourgeons qui fermaient l'orifice supérieur du col.

Le col était très dilatable comme dans les cas de tumeurs volumineuses intra-utérines ; la rétention était causée non par lui, mais par une sorte de clapet formé par un gros bourgeon cancéreux. Manœuvrant tantôt avec les doigts, tantôt avec une large curette obstétricale, je retirai de la cavité utérine certainement la valeur de 1000 grammes de fongosités épithéliales en voie de sphacèle.

L'étendue de la cavité et la crainte de perforer la paroi que l'on sentait friable m'empêchèrent de pousser le nettoyage plus loin ; je fis un tamponnement lâche de l'utérus et changeai ce drainage le lendemain. Il y eut un suintement coloré, mais pas d'hémorrhagie grave. On commença des lavages au chlorure de chaux ; la mauvaise odeur, l'écoulement fétide disparurent, et la malade qui ne se nourrissait plus, se reprit à manger et eut une amélioration remarquable pour quelque temps.

Cependant l'utérus ne revint pas sur lui-même d'une manière appréciable, l'écoulement reprit son abondance après cinq ou six semaines et la fièvre reparut avec lui, mais aucune douleur ne revint et la malade vécut encore six mois puis s'éteignit.

Obs. III (*personnelle*). — Une autre fois encore, je fus appelé auprès d'une dame de 70 ans souffrant depuis plusieurs mois de douleurs très vives dans le bas-ventre et que l'intensité des coliques qu'elle éprouvait décidait à consulter bien tardivement.

A l'examen, je trouvai l'utérus du volume d'une grossesse de trois mois et donnant à la palpation la sensation élastique d'une tumeur liquide. Le col était le siège d'un cancer squirrheux formant un anneau épais et solide ; il donnait passage à un écoulement sanieux, horriblement fétide.

Instruit par mon expérience précédente, je fis à cette malade, non seulement un curettage qui, dès les premiers coups de curette donna issue à un flot de pus mais une cautérisation profonde au fer rouge de toute l'étendue du col créant un large canal où l'atrésie ne semblait plus devoir se produire.

Par ce canal, je fis de suite, puis fis faire par une infirmière des lavages au permanganate de potasse. La douleur et l'odeur disparurent pour ne plus reparaître. La malade partit pour la campagne et je sais qu'au moyen d'une longue canule, elle continua elle-même les lavages intra-utérins journaliers, moyennant lesquels elle n'eut jamais d'infection. Les douleurs ne reparurent pas, elle devint cachectique et mourut un peu plus d'une année après cette intervention.

L'observation suivante de Levrat [1] est tout à fait comparable aux miennes; elle a trait à un épithélioma du col et montre bien la technique suivie et le bénéfice de l'intervention pour la malade.

Obs. de Levrat. — Femme âgée de 52 ans, atteinte d'épithélioma bourgeonnant du col formant un énorme champignon vaginal qui descend jusqu'entre les petites lèvres. Le corps utérin a un volume plus gros que le poing.

Lésions du vagin et des annexes qui interdisent toute idée d'intervention totale.

Je tentai, au moyen de ciseaux courbes et du thermo-cautère, d'enlever toute la partie saillante dans le vagin: j'y parvins sans trop de difficultés.

Il restait à ce moment encore une masse saignante à la place du col, le thermo-cautère permit l'hémostase.

Je commençai alors à curetter toutes les parties accessibles en recherchant l'ouverture du col qui n'apparaissait pas facilement.

Après quelques moments, mon instrument s'engagea brusquement dans un orifice qui était l'orifice utérin, mais, en

1. LEVRAT. De l'intervention partielle tardive dans l'épithélioma utérin inopérable, *Congrès de chirurgie*, 1891, et *Bulletin médical*, 29 avril 1891.

même temps, un flot de pus s'échappa et continua à couler pendant tout le curettage de la cavité.

Je fis alors un lavage complet de la poche à l'eau de Pagliari en raison du suintement sanguin assez notable.

Les jours qui suivirent, pas d'hémorrhagie; la cavité utérine reste perméable. On se contente de pratiquer des lavages vaginaux au permanganate de potasse.

Huit jours après, dilatation à l'éponge préparée, curettage et thermocautère intra-utérin.

Quinze jours après, la malade n'a plus d'hémorrhagies ; elle a des pertes blanches que des injections antiseptiques rendent inodores. Le moignon du col est dur, cicatriciel.

Cette malade sort à ce moment fort améliorée. Elle n'a eu de récidive que dix mois plus tard et a succombé treize mois après sa sortie de l'hôpital.

Quelquefois le liquide purulent qui s'écoule est accompagné de gaz et il est intéressant de reproduire ici l'observation du cas curieux de physométrie rapporté par Howard Kelly[1]. Il appartient à la catégorie des cancers de la vieillesse.

Obs. de Howard Kelly. — La malade était une négresse de 61 ans de West River, Maryland. Quoique les règles eussent cessé dix ans auparavant, elle avait des hémorrhagies depuis deux ans. Elle n'avait pas de leucorrhée, mais se plaignait d'une douleur brûlante dans le dos et l'abdomen et d'hémorrhagies qui duraient en moyenne deux jours et se continuaient par un écoulement aqueux. Elle avait été folle plusieurs fois.

1. HOWARD KELLY. *Operative gynecology*, vol. I, p. 553.

puisque l'auteur qui vit la malade ultérieurement ne trouva à la place du col qu'un moignon informe avec orifice imperceptible.

Derrière cette atrésie, le cancer avait continué de se développer et de sécréter des liquides qui, n'ayant plus d'issue, se collectaient dans la cavité utérine et distendaient les trompes.

Mme Kantzel rapporte une observation très curieuse de Chroback, intéressante tant par la longue survie de la malade après un curettage (cinq ans) que par les accidents produits par une cautérisation trop énergique.

Obs. de Chroback (thèse Kantzel). — La malade avait été curettée et cautérisée avec l'acide nitrique en 1882 pour un épithélioma du col de la forme végétante, à fongosités friables

Elle ne revint consulter Chrobrak que trois ans et neuf mois après le curettage, elle était bien portante mais avait des douleurs dans le bas-ventre.

L'utérus était gros comme un utérus gravide de quatre mois. Les culs-de sac cicatriciels étaient remplis par cette même tumeur fluctuante. Plus aucune trace du col ni de son orifice. Le curettage et la cautérisation l'avaient fait disparaître.

Il était évident qu'il s'agissait d'une hydrométrie.

La tumeur fut d'abord ponctionnée par le vagin. Puis incisée et la muqueuse vaginale suturée à la muqueuse utérine. La cavité interne ne présenta rien d'anormal sauf la distension par le liquide jaunâtre qui la remplissait.

En janvier 1887, hémorrhagies, curettage qui ramène de la

cavité utérine une masse molle reconnue au microscope être de l'épithélioma glandulaire du corps.

La malade est encore vivante en octobre 1887. Elle a subi plusieurs curettages successifs.

Ces accidents sont d'ailleurs, il faut bien le dire, exceptionnels et on peut les éviter facilement en curettant vigoureusement le col, de manière à créer une cupule si large qu'elle ne puisse s'oblitérer, ce qui est facile avec le thermocautère.

L'application du chlorure de zinc sur des tampons dans cette large cavité ne peut ensuite qu'être utile et elle ne menace d'aucun accident si on s'en tient à la solution au 1/5 ou au 1/10 que nous employons couramment.

L'emploi des caustiques chimiques plus violents est toujours fort douloureux et présente le grand inconvénient d'être impossible à limiter dans son action, c'est pourquoi nous n'y avons pas recours.

3° Injections interstitielles.

Lorsque l'épithélioma du col inopérable affecte la forme nodulaire, sans bourgeons cancéreux saignants et parfois sans ulcérations il ne peut être question d'un curettage qui n'entamerait pas le tissu lardacé de la tumeur. Si le col est très saillant dans le vagin et si sa base est accessible on pourrait tenter une amputation conoïde au thermocautère et cautériser ensuite énergiquement; mais cette manière de faire a l'inconvénient de créer une plaie qui ne se ferme pas, et elle ne donne pas, loin de là, les résultats heureux que l'on obtient dans les cancers végétants.

Cette forme serait plutôt améliorée par une des nombreuses méthodes d'injections interstitielles qui, si elles n'ont pas répondu à ce qu'en espéraient leurs auteurs, ont donné cependant des résultats utiles.

Nous n'étudierons pas tous ces procédés qui n'ont jamais donné, quand on les a mis à l'épreuve, les résultats annoncés. Toutes les substances injectées paraissent agir de même en provoquant la nécrose de certains points de la tumeur et en déterminant à sa périphérie la production de cicatrices fibreuses formant jusqu'à un certain point une coque protectrice qui retarde le développement.

Il n'est pas douteux que l'on a obtenu de bons résultats au prix de douleurs très vives, et quoique notre expérience personnelle n'ait pas été bien concluante, nous décrirons le manuel opératoire des injections de pyoctanine et d'alcool qui paraissent les deux substances les plus actives et les moins douloureuses.

Injections interstitielles de matières colorantes dérivées de l'aniline. — Le professeur Mosetig-

Moorhoff est, au dire de Champion [1], dans la thèse de qui cette méthode est fort bien décrite, l'inventeur du traitement des tumeurs inopérables par les colorants. Sa pensée était que l'action élective connue de certains colorants sur le noyau des cellules cancéreuses pouvait arrêter la prolifération nucléaire de l'épithélioma.

La première substance employée et à laquelle on a renoncé à cause de sa toxicité, est le bleu d'aniline à 1 1 0 0. Les accidents furent graves, en effet, puisque la malade eut de la cyanose, des vomissements, du coma avec respiration à type Cheyne-Stokes et qu'il fallut plusieurs heures de respiration artificielle pour la faire revenir à elle ; mais les résultats furent excellents. Après huit semaines de traitement, la tumeur avait diminué du volume du poing à celui d'une noix et elle disparut même complètement dans la suite comme le prouva l'autopsie faite un an après à la suite d'une pneumonie mortelle.

La pyoctanine fut substituée à l'aniline et les essais continuèrent avec des résultats très variables.

Aujourd'hui, il est bien certain que les injections de colorant n'entravent pas réellement la marche du néoplasme, et ne peuvent le faire disparaître, mais il

1. CHAMPION. *Traitement palliatif du cancer utérin inopérable.* Th. de Paris, 1896.

ne parait pas douteux qu'on a pu obtenir une certaine sclérose de la tumeur avec diminution de volume et souvent atténuation des hémorrhagies et des douleurs.

Voici la technique de Mosetig telle que la rapporte Champion dans sa thèse :

Le col de la matrice étant saisi dans le spéculum, on procède à un nettoyage aussi complet que possible de sa surface. On enlève avec la cuiller tranchante toutes les fongosités molles jusqu'à ce qu'on arrive sur un plan résistant. On lave alors au sublimé et l'injection est différée de vingt quatre heures pour que la matière active ne soit pas entraînée par l'hémorrhagie.

Le lendemain, les précautions antiseptiques prises, on enfonce l'aiguille d'une seringue de Pravaz ou plutôt d'une seringue de 2 à 4 centimètres cubes obliquement le long des bords de la tumeur en faisant pénétrer peu à peu le liquide à injecter à mesure que l'aiguille entre plus profondément.

Les piqûres sont faites à un centimètre les unes des autres, de façon à saturer toute la région périphérique du cancer.

Le titre de la solution employée est le suivant :

Violet de méthylène . . .	1 gramme.	
Eau bouillie et filtrée. . .	500	—

S'il se produit des hémorrhagies à la suite des piqûres,

elles sont arrêtées par une injection antiseptique chaude et des tampons imbibés de matière colorante dont l'emploi est recommandé par Mosetig.

J'ai essayé il y a quelques années ces injections, unies à des badigeonnages de bleu de méthylène sur les points ulcérés ; si je n'ai jamais constaté d'intoxication, je n'ai jamais obtenu de guérison, ni même d'arrêt de la marche du mal. Les douleurs dues à l'injection étaient faibles et l'écoulement ichoreux a semblé diminuer.

Injections d'alcool. — Schultz (de Bucharest) [1], qui recommande l'alcool absolu, injecte cinq centimètres cubes avec une longue aiguille en pénétrant profondément dans le col, mais en évitant de se rapprocher du péritoine qui réagit violemment si l'injection arrive dans les couches sous-jacentes et cause de très violentes douleurs. Si l'on ne se rapproche pas du péritoine, l'injection est peu douloureuse.

Après l'injection, si on examine le col, on voit se produire un écoulement d'alcool ressortant lentement par les piqûres, teinté en gris pâle par les tissus dissous ou mortifiés. Il faut protéger avec soin contre cet écoulement d'alcool, la région uréthrale car elle est très sensible et réagirait en causant de vives douleurs.

1. SCHULTZ. Traitement palliatif des cancers utérins au moyen des injections parenchymateuses d'alcool. *Bulletin médical*, 1896, page 207 (analyse).

Schultz a employé ce traitement chez 30 malades, 8 cancers du corps, 22 du col, et dans 12 cas, particulièrement des cancers du col, il dit avoir obtenu de bons résultats. Chez chacune de ses malades le diagnostic a été vérifié au microscope.

Après une quinzaine d'injections, l'ichor, l'odeur, les hémorrhagies diminuaient, l'état général s'améliorait d'une façon notable, tellement que les malades augmentaient de poids.

Ces résultats seraient confirmés par Hasse [1] qui a fait des injections d'alcool à 30 ou 40 0/0 dans la périphérie et au voisinage des néoplasmes du col et dit avoir vu sous l'influence de ce traitement le cancer s'atrophier et subir une sorte de dégénérescence graisseuse et de régression de ses éléments cellulaires.

Malheureusement l'auteur va jusqu'à dire que sur 20 cancers ainsi traités, il a obtenu plusieurs fois une guérison complète, et ce résultat trop brillant nous enlève confiance dans son diagnostic.

Schultz fait une injection de cinq grammes d'abord tous les deux jours, puis quotidiennement. Après l'injection un tampon de gaz iodoformée est appliqué jusqu'au matin. Le nombre des injections est variable et peut aller à 15 ou 20 avant qu'on obtienne de résultat.

1. Hasse. Traitement du cancer par l'alcool. *Virchow's Archiv.* vol. 116, n° 2. *Bulletin médical*, 1896, page 1257.

De Giverdey[1] cite dans sa thèse une observation de Schultz qui est une des plus concluantes et que nous croyons utile de reproduire ici en même temps qu'une autre observation de Schultz citée par Champion et encore plus intéressante, peut-être, par la précision des détails, le contrôle microscopique et la longue survie de la malade.

Obs. de Schultz (Thèse de Champion). — *Epithélioma utérin traité par les injections d'alcool. Survie de 4 ans, diagnostic contrôlé par le microscope*[2]. — Nullipare de 40 ans; réglée à 16 ans.

Présente, depuis mars 1891, des douleurs dans la région du bas-ventre et du dos, surtout au moment des époques. Métrorrhagies irrégulières, profuses, alternant avec des pertes spéciales. Insomnie tenace depuis deux mois.

État local : Sur la lèvre antérieure existe une tumeur du volume d'une noix, ulcérée, dont le tissu friable se laisse facilement arracher par la pince.

Sur la lèvre postérieure se voit aussi une ulcération qui touche au cul-de-sac latéral gauche. Le cul-de-sac antérieur et les culs-de-sac latéraux sont indurés.

Les injections d'alcool sont pratiquées d'abord chaque jour à 3 ou 4 centimètres de profondeur et suivies d'un tamponnement à la gaze antiseptique.

A la douzième séance, le col a un meilleur aspect, les hémorrhagies sont plus rares et les douleurs diminuent. Après 30 injections, la tumeur n'a plus que le volume d'une noi-

1. De Giverdey. *Traitement chirurgical des cancers de l'utérus inopérables.* Thèse de Lyon 1891.
2. Schultz. *In* Champion, thèse de Paris 1896, page 3?.

selle ; les douleurs et l'écoulement fétide ont presque disparu ; l'aiguille pénètre à peine d'un centimètre dans le tissu de la lèvre antérieure.

Après 15 injections (octobre 1891), le traitement est suspendu.

Au commencement de décembre, un mois et demi après, la malade se croit complètement guérie ; les métrorrhagies et l'écoulement ont tout à fait cessé et il n'apparaît guère que quelques douleurs lancinantes de temps à autre. La portion vaginale du col est entièrement tapissée d'épithélium, mais au niveau de sa commissure droite, il existe une petite excroissance irrégulière. L'aiguille ne pénètre que difficilement dans les tissus.

Quatre mois après la fin du traitement, l'état de la malade est encore excellent et on ne trouve aucun changement dans le traitement local.

A partir de ce moment, la malade reste sous une observation constante et est soumise chaque semaine à un examen. A cette occasion, on fait chaque fois une injection d'alcool qui ne peut pénétrer très profondément.

Deux ans et demi après le commencement du traitement, on enlève au niveau de la surface dépourvue d'épithélium un petit morceau destiné à l'examen microscopique, le diagnostic étant devenu douteux par suite du succès extraordinaire des injections d'alcool. Le microscope confirma le diagnostic et montra des travées conjonctives entourant des nids de cellules cancéreuses. La malade se sentait en excellent état et les métrorrhagies avaient complètement cessé bien que l'infiltration eût envahi le cul-de-sac postérieur.

La malade mourut au milieu de 1895, le traitement ayant été commencé en août 1891 elle a donc eu une survie de quatre années.

Obs. de Schultz (thèse de Giverdey). — *Epithélioma du*

col. Injections d'alcool. Diminution considérable de la tumeur et des symptômes. Amélioration persistante 4 mois après. — Affection datant d'un an; la lèvre antérieure du col est transformée en une tumeur bosselée, grosse comme une noix, saignant au moindre attouchement. Induration des culs-de-sac vaginaux.

Après 12 injections la surface de la tumeur se déterge et se recouvre de granulations ; les douleurs diminuent.

Après 20 injections, le volume de la tumeur a diminué de moitié; l'écoulement encore abondant est sans odeur.

Après 30 injections, la tumeur est à peine apparente; les douleurs et l'hémorrhagie ont cessé; l'écoulement a disparu presque entièrement. L'aiguille de la seringue sent de la résistance à un centimètre dans l'épaisseur de la tumeur, tandis qu'auparavant elle pénétrait de 4 à 5 centimètres sans obstacles.

Après 45 injections la lèvre antérieure du col a repris son volume normal.

La malade a été revue quatre mois après pour la dernière fois; la lèvre antérieure paraissait normale, l'état général excellent.

Il est certain que de semblables améliorations seraient de véritables succès ; malheureusement les résultats obtenus par d'autres opérateurs sont loin d'être aussi concluants.

Cependant il peut se trouver des cas où cette méthode des injections interstitielles soit la seule acceptée par la malade, nous conseillons alors d'adopter la technique suivante que décrit Vulliet [1].

1. VULLIET. Traitement du cancer du col par l'alcool absolu. *Semaine médicale*, 1894, p. 321.

Après avoir nettoyé le vagin, il remplit d'alcool absolu deux ou trois seringues aseptisées. Il fait une première piqûre au centre du néoplasme en enfonçant l'aiguille jusqu'à ce qu'elle rencontre de la résistance, il pousse alors le piston et injecte 3 à 4 gouttes d'alcool.

On laisse la seringue en place pour éviter que le liquide ne s'échappe de suite et on fait une nouvelle injection avec une deuxième seringue, puis une troisième de même, en ne retirant la première seringue qu'après avoir piqué la troisième. On fait ainsi neuf à douze piqûres en allant du centre à la périphérie. Séances quatre à cinq fois par semaine.

Le traitement agirait par mortification et lavage. Les résultats seraient, paraît-il, bons, l'écoulement et les hémorrhagies diminueraient, mais ce traitement est fort douloureux. Cette constatation a été faite par tous ceux qui l'ont entrepris.

4° Ligatures atrophiantes des pédicules vasculaires de l'utérus.

Le désir de provoquer l'atrophie d'une tumeur inopérable en diminuant son apport sanguin a poussé plusieurs chirurgiens à tenter la ligature des artères utérines, soit par l'abdomen soit par le vagin. Nous ne pouvons entrer dans l'étude de l'historique de cette intervention que l'on trouvera fort bien résumé dans le travail récent de de Rouville et Martin [1].

Disons simplement que successivement Baumgartner, Pryor, Kelly, Tuffier, Hartmann, Roux (de Lausanne), Goullioud, Morestin ont utilisé pour la ligature des pédicules vasculaires utérins soit la voie abdominale, soit la voie vaginale.

Tous ont lié l'utérine, considérée comme la seule artère véritable de l'utérus par Hartmann et Fredet ; d'autres ont lié avec les utérines, les utéro-ovariennes et les artères des ligaments ronds; quelques-uns ont lié le tronc même de l'hypogastrique.

Les résultats ont été d'une inconstance désespérante. En général les hémorrhagies ont subi un temps d'arrêt plus ou moins long; souvent ne dépassant pas quelques semaines, dans deux ou trois cas plus prolongé. Les douleurs et l'écoulement fétide ont été encore moins influencés. Il est d'ailleurs à remarquer que dans les cas comme celui de Tuffier, communiqué aux Congrès de chirurgie de 1897 et 1898, où une amélioration véritable a suivi la ligature des pédicules utérins, on avait associé à cette intervention le curettage et la cautérisation du col bourgeonnant, et nous savons que cette seule opération peut donner des résultats aussi bons

1. De Rouville et Martin. *Archives provinciales de chirurgie*, oct. et nov. 1901.

et meilleurs que ceux qu'a obtenus Tuffier par une intervention plus complexe et difficile.

Aussi ne paraît-il pas bien enthousiaste de cette méthode et est-il tout prêt à reconnaître que dans les cas où elle rendrait service le curettage agira de même.

Roux (de Lausanne) dans cinq tentatives, déclare avoir obtenu une amélioration de courte durée. Stolz, au Xe Congrès allemand de Gynécologie a rapporté les résultats de quatre cas où il avait pratiqué cette intervention. Les quatre malades n'eurent aucun accident, mais les hémorrhagies reparurent en moyenne quatre semaines après la ligature.

Dans trois cas, Hartmann et Fredet ont lié les utérines par la voie abdominale, alors que le cancer avait envahi les culs-de-sac vaginaux. Il n'y a pas eu de résultat bien net ; les hémorrhagies ont reparu rapidement.

Mangin, au Congrès de Gynécologie de Marseille, est revenu sur cette question en 1898 et a cité plusieurs cas d'amputations sus-vaginales du col cancéreux avec ligature des utérines restés longtemps sans récidive. Mais des résultats aussi beaux ont été obtenus par d'autres opérateurs par l'amputation sus-vaginale sans ligatures.

Personnellement j'ai fait deux fois le pincement de l'utérine par le vagin en désinsérant le col comme dans le premier temps de l'hystérectomie vaginale et en plaçant un clamp aussi haut que possible sur la base infiltrée du ligament large, de façon à me permettre une cautérisation plus élevée sans crainte de perdre trop de sang. Le résultat pour le retour des hémorrhagies et des douleurs n'a pas différé de celui des opérations palliatives ordinaires.

L'impression qui se dégage de la lecture du travail récent de de Rouville sur ce sujet est l'inconstance des résultats obtenus, et par suite l'infidélité des différents procédés; aussi, ne propose-t-il pas de remplacer le curettage par les ligatures, mais simplement d'employer ce moyen comme hémostatique dans les formes interstitielles et cavitaires ulcérées de l'épithélioma du col sur lesquelles la curette a peu d'action, et dans les cas où l'hémorrhagie est menaçante et où le néoplasme ayant envahi largement le vagin ou les organes voisins, tout curettage est formellement contre-indiqué.

En réalité, l'indication des ligatures atrophiantes des pédicules utérins dans le cancer inopérable du col se présentera bien rarement, car le curettage avec cautérisation répond aux mêmes accidents et a une action plus constante.

Si cependant on avait le désir d'intervenir de cette manière, la voie abdominale paraît plus simple et plus rationnelle; certes, l'utérine peut être liée par le vagin sans danger en refoulant la vessie et en dégageant la base des ligaments larges par une incision circulaire ouvrant les culs-de sac vaginaux, comme dans le premier temps de l'hystérectomie vaginale, en chargeant l'artère sur le doigt avec une aiguille de Cooper ou bien en plaçant un clamp remontant à trois centimètres sur le ligament; mais cette opération, très simple si l'utérus est abaissable, devient beaucoup plus difficile si la base des ligaments larges est envahie, ce qui est le cas habituel où il faut nous placer en étudiant le cancer inopérable.

La ligature des pédicules utérins par voie abdominale parait préférable, car elle peut être faite plus complètement en liant comme Tuffier les utéro-ovariennes avec les utérines. Elle devient la seule possible si le paramétrium est largement envahi.

Nous ne parlerons pas, au point de vue technique, de la ligature bien facile de l'utéro-ovarienne, mais les procédés pour lier l'utérine sont variés et il y a lieu de choisir pour lier l'artère soit la fosse ovarienne, point de son origine, soit sa traversée du ligament large.

La technique préférée par Hartmann et Fredet [1] dans leur travail sur les ligatures atrophiantes se trouve ainsi résumée par Fredet dans la *Revue de Chirurgie* :

« On relève en haut la trompe et on l'attire de manière à tendre le ligament rond : parallèlement à ce ligament et immédiatement en arrière de lui on fait une incision de trois centimètres environ dont l'extrémité externe

1. Hartmann et Fredet. *Annales de gynécologie*, 1898.

s'arrête à un centimètre de la ligne innominée. On pénètre dans l'épaisseur du ligament large et suivant avec la sonde cannelée le feuillet antérieur, on tombe sur l'artère utérine à une profondeur de 12 à 16 millimèters. »

La découverte de l'utérine n'est d'ailleurs pas toujours facile et des opérateurs très instruits et adroits y ont trouvé de grandes difficultés.

Trois fois, en agissant non plus sur les pédicules utérins, mais sur l'hypogastrique elle-même des opérateurs ont obtenu des résultats remarquables et inexpliqués.

Kelly, pressé par une hémorrhagie opératoire grave, lie les hypogastriques par voie transpéritonéale. De Rouville agit, au contraire, par voie extrapéritonéale par l'incision de Marcellin Duval. Dans les deux cas, les hémorrhagies cessèrent immédiatement et, qui plus est, la tumeur diminua de volume, sembla s'atrophier et disparaître. Chez la malade opérée par de Rouville les hémorrhagies cessèrent immédiatement après l'opération et ne se reproduisirent pas jusqu'à la mort, survenue quatre ans après. Ce succès n'est pas constant, car d'autres opérateurs n'ont obtenu aucune amélioration en agissant de même ; c'est donc un moyen infidèle, mais qu'il faut connaître pour y recourir en cas d'hémorrhagie incoercible chez une malade encore vigoureuse et qui ne semble pas justiciable du curettage.

L'opération ne présente pas de grandes difficultés et peut être faite par la voie transpéritonéale ou la voie parapéritonéale.

Par la voie transpéritonéale on fait une laparotomie médiane, on incline la malade fortement pour bien dégager le petit bassin. On voit et on sent alors facilement l'origine de l'hypogastrique du côté droit plongeant dans le petit bassin. Sur l'artère le péritoine est incisé en le soulevant avec une pince à griffe et on lie en dénudant soigneusement à cause du voisinage de la veine et de l'uretère.

Du côté gauche, le méso-côlon iléo-pelvien peut donner quelque difficulté s'il recouvre l'artère; il faut alors lier un peu plus péniblement à travers une incision de ce repli, en pinçant et liant sur son chemin les artérioles que l'on ne pourrait éviter.

Par la voie extra-péritonéale, de Rouville déclare n'avoir rencontré aucune difficulté en employant l'incision classique de Marcellin Duval.

5° Pansements. Traitement des fistules et de l'incontinence.

Pansements. — Nous avons déjà dit que tous les cas de cancer utérin inopérables ne demandaient pas une intervention et qu'il fallait savoir s'abstenir et résister au désir des malades qui, parfois, réclament une opération inutile.

L'opération palliative, en effet, répond à une indication nette, mais tous les épithéliomas utérins, curettés ou non, réclament des pansements et des soins que nous allons décrire maintenant.

Les pansements dans le traitement des cancers inopérables de l'utérus ont une importance considérable ; de la manière dont ils sont faits dépendra souvent le bien-être de la malade pour toute la journée.

Il faut beaucoup de patience et de minutie, d'autant plus que le caractère aigri de la malade se prête mal au moindre ennui qui vient s'ajouter à sa souffrance.

Une infirmière maladroite et peu soigneuse ne peut réussir dans ces soins délicats, car il faut savoir varier le topique et la manière de faire suivant les indications; par contre, une infirmière instruite et dévouée rendra des services inappréciables à la malade et au médecin.

En premier lieu, il est nécessaire que l'infirmière, comme le médecin, sache placer le spéculum ou une valve sans faire souffrir la malade et sans la faire saigner. Toute injection donnée sans dilatation préalable du vagin par le spéculum est presque nulle au point de vue nettoyage réel. Il est bien facile de le constater lorsqu'une malade atteinte de métrite vient consulter après une injection faite par elle-même ; à l'introduction du spéculum on trouve le col et le fond du vagin recouverts de pus ou de mucus. A plus forte raison en sera-t-il ainsi dans les cols fongueux du cancer.

Le premier soin du médecin chargé de soigner un cancer du col et ne pouvant faire lui-même les pansements journaliers nécessaires, doit donc être de s'assurer un aide capable de placer un spéculum sans douleur et sans brutalité et de faire un tamponnement régulier lorsqu'il se produit une hémorrhagie sérieuse. La sœur et l'infirmière de mon petit service d'inopérables ont appris ainsi le maniement du spéculum, de la pince, et des tampons au grand bénéfice des infirmes chez lesquels l'odeur affreuse de l'écoulement ichoreux disparaît du seul fait des injections désinfectantes et désodorisantes bien données.

Les cas sont d'ailleurs très variables et demandent des soins différents.

Si l'on se trouve en présence d'un col induré, ligneux, peu ulcéré, comme on en trouve souvent chez les femmes très âgées où le mal progresse lentement, les pansements à faire seront peu de chose ; il suffira d'une injection au chlorure de chaux matin et soir pour n'avoir aucune odeur et moins on fera d'applications locales, mieux la malade s'en trouvera.

De même lorsqu'on se trouve en présence d'un col couvert de végétations molles et saignant au moindre contact que le curettage n'a pu détruire, et qui ont envahi les culs-de-sac vaginaux, il vaudra mieux faire des lavages avec une canule introduite avec beaucoup de douceur et éviter tout ce qui pourrait provoquer une hémorrhagie, soit toucher digital, soit introduction de spéculum.

A plus forte raison lorsque la paroi vaginale est largement envahie et ulcérée par le mal faut-il éviter de faire pénétrer de force l'instrument qui cause des douleurs violentes et des hémorrhagies sérieuses. On est alors bien obligé de se borner à des soins de propreté extérieurs.

Mais, dans la plupart des cas, avec de la douceur et de l'adresse, en variant un peu la manœuvre, surtout si, comme nous l'avons indiqué plus haut, on a eu le soin, au curettage, d'ouvrir largement la vulve, on pourra introduire le spéculum sans douleur et sans danger.

Lorsqu'on traite une malade dont l'utérus a été dilaté par un pyomètre, il ne faut pas s'en tenir à une simple injection vaginale : avec une canule ordinaire, si le col est largement ouvert, avec une sonde à double courant manœuvrée avec une grande douceur si le col est resté étroit on doit pénétrer chaque jour et faire un lavage à pression faible de l'intérieur de la cavité utérine. Au moment de l'introduction de la sonde une certaine quantité de sérosité louche s'échappe à l'extérieur et quelquefois la malade sent un soulagement immédiat.

Une infirmière adroite peut arriver très bien à faire

sans danger le lavage intra-utérin. Bien plus, une de mes malades à qui j'avais ainsi curetté et creusé largement un col squirrheux pour laisser écouler un pyomètre arrivait à se faire elle-même des lavages intra-utérins et y trouvait un grand soulagement.

Malgré tout le soin apporté aux pansements, des hémorrhagies se produiront. Le sang est précieux pour les cachectiques ; il faut donc que l'infirmière intelligente en évite autant que possible la perte à la malade.

Il y a peu d'hémorrhagies dues à un cancer du col qui ne cèdent promptement à un *tamponnement* bien fait ; le remède n'est que temporaire et le chirurgien devra chercher si un curettage et une cautérisation ne sont pas possibles, mais il est efficace pour quelques heures au moins.

Lorsqu'une hémorrhagie importante se produit, il ne faut donc pas s'attarder aux injections hypodermiques d'ergotine, absolument sans effet dans le cas particulier, ni compter sur les injections sous-cutanées de sérum gélatineux qui ne nous ont pas paru non plus donner un résultat bien certain ; il faut, après une injection à 40 ou 45° donnée avec le spéculum ou les valves, faire un tamponnement avec des bandelettes de gaze stérilisée trempées dans du sérum gélatineux tiède ou une solution de ferripyrine. Dans mon service la sœur fait ce pansement elle-même sans attendre même l'interne, pour épargner aux infirmes déjà affaiblies le plus de sang possible. Pour que le tamponnement soit effectif, on doit tout d'abord assécher le fond du vagin très doucement avec des tampons d'ouate hydrophile, puis immédiatement placer les lanières de gaze en les serrant à mesure suivant les règles admises en pareil cas et en remplissant bien exactement et progressivement les culs-de-sac. Il faut que la colonne du tamponnement descende assez bas pour être effective, mais s'assurer avant de quitter la malade que ni les fonctions de l'urèthre, ni celles du rectum ne sont entravées.

Le tamponnement doit rester en place deux ou trois jours et n'être enlevé ensuite que sur la table d'opération ou sur le bord du lit avec un pansement tout semblable préparé pour le remplacer si l'hémorrhagie se reproduit. S'il est utile on sonde la malade.

J'ai ainsi soigné deux malades qui ont vécu les deux derniers mois de leur vie avec un tamponnement perpétuellement renouvelé, l'hémorrhagie reparaissant dès qu'il était supprimé. Lorsque le tamponnement est fait avec soin, suffisamment et pas trop serré, il n'est d'ailleurs pas douloureux.

L'adrénaline à 1/1000 en applications locales sur des tampons d'ouate favorise l'hémostase, mais il faut appliquer ce remède avec prudence. Au Calvaire où il est employé couramment contre les hémorrhagies des larges ulcérations cancéreuses, il a donné lieu plusieurs fois à des troubles de circulation périphérique graves avec pâleur et refroidissement, sans que d'ailleurs il y ait eu d'accident mortel.

La poudre d'antipyrine lancée sur le col ou une solution d'antipyrine peuvent être également utiles, mais, dans un cas comme dans l'autre, il vaut mieux ne pas s'éloigner sans avoir mis un tamponnement effectif.

Carbure de calcium. — Lorsqu'il existe une caverne cancéreuse saignante, le meilleur topique à appliquer est le *carbure de calcium*. Ce pansement que Guinard [1] a vulgarisé agit certainement comme hémostatique en flétrissant les bourgeons néoplasiques. On ne peut l'employer lorsqu'il existe des bourgeons cancéreux dans le vagin, car il est alors fort douloureux pour la muqueuse vaginale, mais lorsqu'il existe une cavité intra-utérine creusée par le cancer ou formée par la curette, il est excellent.

Il faut simplement prendre le soin d'introduire profondément le fragment de carbure et le recouvrir immédiatement d'un tamponnement fermant l'orifice du col ulcéré et remplissant les culs-de-sac. La malade n'éprouve aucune douleur si cette précaution est prise. Au bout de vingt-quatre ou quarante-huit heures le pansement est renouvelé et les fragments grisâtres du car-

1. Guinard, *Académie de médecine*, 7 avril 1896.

bure désagrégé sont extraits par une injection chaude. Si toute la poussière ainsi formée ne vient pas facilement, si quelques débris un peu plus gros restent adhérents, il faut les respecter et attendre qu'ils se détachent d'eux-mêmes, car toute manœuvre un peu brutale causerait un retour de l'hémorrhagie.

Avec ces précautions, et surtout lorsqu'un curettage antérieur a détruit les fongosités les plus molles, ce pansement rend de grands services. On renouvelle la cautérisation au carbure deux ou même trois fois par semaine pour commencer et ensuite on espace les applications. Je fais toujours suivre mes curettages, d'une série de pansements au carbure de calcium.

Injections. — Les injections peuvent être faites avec de l'eau bouillie ou avec une solution antiseptique. Beaucoup sont bonnes, les meilleures sont celles qui ne sont pas toxiques et pour cette raison je n'utilise plus le sublimé.

Les antiseptiques recommandés sont innombrables, comme cela se produit toujours lorsque la maladie est rebelle ; beaucoup de substances indiquées comme utiles sont sans action sur le mal ; quelques-unes méritent d'être employées et, pour ne pas décourager la malade, le chirurgien fera bien de varier ses procédés pendant ce traitement long et fastidieux.

Delettrez (de Bruxelles)[1] recommande les injec-

1. Delettrez. *Annales de l'Institut chirurgical de Bruxelles*, 1901, p. 103.

tions à *l'essence de térébenthine* que j'ai vu employer en Angleterre et qui agissent comme désodorisant et hémostatique. Le seul ennui est la complexité un peu grande de la préparation de l'injection, sans quoi elle désinfecte très bien. Il faut mettre 15 grammes de térébenthine dans un litre d'eau bouillante, ajouter une cuillerée de magnésie calcinée et laisser refroidir à 37°. Il est utile aussi d'agiter le liquide au moment de prendre l'injection pour assurer le mélange.

Le *coaltar*, sous la forme classique de coaltar saponiné, peut rendre de grands services soit en injections à la dose d'une ou deux cuillerées à bouche par injection, soit en pansements, à l'aide de tampons imbibés d'un mélange d'eau et de de coaltar saponiné à parties égales.

Comme la térébenthine, c'est un désodorisant de premier ordre, auquel le chlorure de zinc seul est supérieur.

C'est le *chlorure de zinc* que recommande Laroyenne. Il l'employait en injections à 1/100 et aucun désinfectant ne le vaut : mais il est quelquefois irritant [1].

Paul Petit en 1898 a recommandé l'application à l'antisepsie gynécologique du chlorure de chaux que les travaux de Calmettes et de Chamberland ont démontré avoir une valeur désinfectante égale à celle

1. Paul Petit. De l'emploi des solutions de chlorure de chaux en gynécologie. *Gazette gynécologique*, 1898, p. 351.

du sublimé et qui présente sur ce sel l'avantage de ne pas être toxique.

Voici le procédé que donne Paul Petit pour la préparation des injections :

« Additionner 100 grammes de poudre de chlorure de chaux bien conservée de 1200 grammes d'eau, c'est-à-dire un litre et un verre.

Agiter, laisser reposer une heure. Filtrer dans un entonnoir de verre avec un double de papier filtre et sur une bouteille d'un litre.

On obtient ainsi un litre de solution forte à 1/12 qui sera gardée bien bouchée.

Mettre dans le bock un verre de cette solution forte, puis neuf verres d'eau bouillie et suffisamment chaude pour obtenir une solution usuelle de 40° à 50°.

Cette solution à 1/12 est excellente et le bon marché du chlorure de chaux doit lui faire donner la préférence chez les malades pauvres qui peuvent ainsi préparer elles-mêmes une injection très antiseptique et en même temps sans danger.

Pour celles qui seraient effrayées par la complexité de la préparation, on peut remplacer le chlorure de chaux par l'*hypochlorite de soude*, c'est-à-dire par la *liqueur de Labarraque* des pharmaciens. On doit l'employer pour les injections à la dose de deux cuillerées à bouche par litre d'eau bouillie.

Nous utilisons d'une manière courante à Saint-Michel

la liqueur de Labarraque dans les proportions que nous venons d'indiquer, elle nous donne d'excellents résultats.

Le *permanganate de potasse*, oxydant énergique, garde sa valeur ici comme dans les lavages des plaies en général, mais il faut l'employer à la dose de 1/500 quelquefois, si l'on veut désodoriser et à ce degré de concentration, il est très salissant.

La solution de *formol* à 1/1000 complète la liste des désinfectants habituellement employés.

Au Calvaire, on se sert volontiers de *l'eau oxygénée* en pulvérisations pour éviter l'odeur des pansements. Depuis que le Dr Tapie a introduit cette pratique dans les salles de cet asile, remplies de malades atteintes de cancers du sein ulcérés, la mauvaise odeur y a pratiquement disparu. Je n'ai pas remarqué qu'en injection vaginale elle fût plus désinfectante que les substances déjà indiquées, mais elle peut être également utilisée.

Enfin, chez les malades de la clientèle privée le *chloral*, en désinfectant, peut servir aussi à calmer les douleurs; on l'emploie en injections à 1/100; le seul reproche à faire à son usage est son prix trop élevé.

Dans certains cancers du col où l'écoulement est peu abondant, on peut chaque matin, après un lavage soigneux suivi d'un assèchement aux tampons, faire un pansement sec avec une poudre antiseptique et absorbante, aristol, bismuth ou benjoin, et terminer par un tamponnement lâche à la gaze stérilisée.

De même l'ichthyol en solution glycérinée à 50/100 appliqué à l'aide de tampons et la résorcine en solution à parties égales dans l'eau, utilisés de la même manière ont une action analgésique et désinfectante réelle.

Ces pansements peuvent être maintenus vingt-quatre heures, jamais quarante-huit. Au besoin on peut les refaire le soir pour la nuit et la malade se trouve ainsi à l'abri de l'odeur et de l'humidité qui sont si pénibles pour elle. Mais lorsque l'ichor qui s'écoule traverse rapidement les couches de gaze, mieux vaut renoncer absolument au pansement sec et répéter trois fois par jour les injections en garnissant seulement la vulve d'une plaque d'ouate retenue par un bandage en T.

L'écoulement, dans le cancer de l'utérus, atteint quelquefois un litre par jour comme cela a été constaté et il est presque toujours par son abondance un des symptômes les plus pénibles pour la malade; on voit donc que le plus souvent, presque dans la totalité des cas, il faudra se borner à des cautérisations passagères au chlorure de zinc concentré ou au carbure de calcium, suivies de longues périodes d'injections.

Le chirurgien doit savoir, suivant les cas, utiliser les différents agents et tâtonner jusqu'à ce qu'il soit arrivé à neutraliser l'odeur que répand la malade, odeur qui l'affecte toujours beaucoup. Il faut varier l'agent, car tel pansement mal supporté par une malade aura de bons effets chez une autre et souvent aussi l'ulcération cancéreuse du col, comme toutes les plaies torpides, est améliorée par un changement dans l'antiseptique ou dans la forme du pansement utilisé.

Traitement palliatif des fistules intestinales et vésicales et de l'incontinence. — Parfois on n'aura pas d'autres soins locaux que les pansements à donner à la malade jusqu'à sa mort; mais lorsque la lutte se prolonge, on voit trop souvent se produire une fistule intestinale ou vésicale.

J'ai lu dans plusieurs auteurs que ces fistules cancéreuses pouvaient se fermer spontanément et M. Schwartz, dans la clinique que j'ai déjà citée, rapporte un cas de fistule vésicale guérie peu à peu par la cicatrisation. Ces faits doivent être très rares, car je n'ai jamais eu la bonne fortune de les rencontrer. Une fois la fistule établie, je l'ai toujours vue durer jusqu'à la mort. Souvent même les bords de la fistule forment valvule du côté de l'intestin ou de la vessie par un bourgeon épithélial, les bords s'ulcèrent et se détruisent et la totalité des matières ou de l'urine passe par le vagin.

Cette complication, terrible pour les malades, est une cause constante d'angoisse et de douleur par le fait de l'irritation de la muqueuse vaginale et de la peau de la face interne des cuisses et il est extrêmement difficile d'y remédier.

Fistules intestinales. — Devant une *fistule recto-vaginale,* nous ne sommes pas désarmés et si la malade peut encore espérer quelques mois de vie, on peut proposer la création d'un anus iliaque, infiniment moins pénible que la fistule vaginale et plus facile à tenir en état de propreté.

Depuis bien des années j'ai constaté en Angleterre les bons résultats des anus iliaques précoces dans les épithéliomas du rectum, et je suis nettement partisan de cette opération faite de bonne heure, car elle donne un soulagement considérable aux malades, et ne présente de gravité que si on attend pour opérer une période d'obstruction complète ou l'infection profonde du malade par la stercorémie.

Lorsque le néoplasme utérin envahit le rectum, il faut agir de la même façon que si le cancer était rectal d'origine.

Il est très difficile, même avec de grands lavements, d'arriver à débarrasser le vagin et le rectum des matières accumulées au-dessus d'un néoplasme dont les bourgeons font saillie dans les deux cavités; rien n'est plus simple, lorsque la colotomie est faite que d'éviter la diarrhée avec quelques pilules d'opium et de maintenir l'anus iliaque dans un état de propreté constante en déterminant une selle journalière, par un grand lavage fait par le bout supérieur dans le côlon.

J'ai suivi plusieurs fois cette pratique lorsqu'un noyau cancéreux de la cloison recto-vaginale avait entraîné la formation d'une large fistule, ou lorsque l'envahissement squirrheux du tissu cellulaire péri-rectal menaçait d'obstruction intestinale. Les malades en ont toujours tiré bénéfice.

Ma dernière opérée est une malade du Calvaire auprès de laquelle j'ai été appelé par le Dr Tapie il y a quelques semaines. Cette pauvre femme, atteinte d'un épithélioma utérin ayant envahi tout le vagin et s'étant propagé au rectum, n'avait pas été à la selle depuis plus de quinze jours lors de son entrée à l'hospice. Malgré une dose énorme de morphine, elle ne cessait de pousser des cris de douleur provoqués par les coliques incessantes dues à l'obstruction. Je lui fis un anus iliaque quoiqu'elle parût mourante; les douleurs allèrent immédiatement en diminuant et finirent par disparaître en trois jours. Cette malade qui ne dormait plus depuis longtemps, malgré la morphine, eut des nuits de sommeil tranquille et se reprit à manger; les douleurs dues à l'envahissement du petit bassin par le cancer persistèrent bien entendu, et l'urémie terminale survint, mais les dernières semaines de sa vie n'en furent pas moins adoucies par cette simple opération. Jamais il ne faut hésiter à en donner le bénéfice aux malades.

La situation, pourvu qu'on arrive à obtenir des selles

régulières et la constipation dans l'intervalle, est tolérable pour elles et les atroces douleurs de l'obstruction chronique disparaissent de suite si l'orifice de l'anus artificiel est suffisant.

Fistule iléo-intestinale. — Mais ce n'est pas toujours le rectum qui est ouvert; parfois c'est une anse intestinale grêle adhérente au fond du cul-de-sac de Douglas dont la paroi se trouve envahie et cède. Dans ce cas, il ne peut plus être question de détourner par un anus artificiel le cours des matières, car l'entérostomie sur l'intestin grêle est extrêmement pénible et grave et il n'y a plus de ressource que dans les pansements.

Cet accident est particulièrement fréquent dans les récidives après hystérectomie vaginale. Le corps utérin disparu permet un contact intime entre l'intestin grêle et la cicatrice, et lorsque l'ulcération se produit, elle envahit d'emblée la paroi intestinale.

Un chirurgien hardi pourrait tenter une entéro-anastomose. Pauchet [1] l'a fait avec succès dans le cas rapporté ci-après. Il a évité à la malade bien des souffrances par son intervention, mais n'oublions pas qu'on a affaire en général à des cachectiques affaiblies et qu'un résultat aussi heureux doit être bien rare.

Obs. de Pauchet. — Il s'agit d'une femme opérée d'hystérectomie vaginale pour cancer, restée guérie pendant deux

1. Pauchet (d'Amiens). Anus vaginal guéri par l'exclusion de l'intestin et l'entéro-anastomose. *Soc. de chirurgie*, 19 mars 1902.

ans, puis ayant présenté une perforation spontanée de l'intestin grêle dans le vagin.

Arrêt complet des matières et des gaz par l'anus; érythème intense de la vulve et des cuisses; asthénie générale.

La laparotomie montre qu'une anse unique, la dernière de l'iléon, se trouve incluse dans un noyau vaginal cancéreux qu'elle traverse.

Pauchet fait la section complète de l'anse grêle, d'une part au ras du cœcum, d'autre part à 16 centimètres au-dessus de l'adhérence vaginale.

Il ferme les quatre bouts libres en bourse et réunit le cœcum et l'iléon par anastomose latérale.

Quelques jours après, les matières passent par l'anus; elles ont continué à suivre leur chemin naturel jusqu'à la mort de la malade.

Je n'ai jamais eu l'occasion de faire une semblable intervention, car tous les cas de fistule intestinale que j'ai observés se rencontraient chez des femmes trop affaiblies pour qu'on pût penser à une laparotomie; mais sur une malade encore vigoureuse on pourrait répéter la tentative de Pauchet en se bornant à une entéro-anastomose et en ne perdant pas de vue la gravité extrême des opérations importantes chez toutes les cancéreuses. Il faut faire la part dans le succès que nous venons de rapporter de l'expérience spéciale de la chirurgie intestinale qui a permis à l'opérateur d'agir avec une rapidité et une précision qui ne seraient pas données à tous.

J'ai cherché, plusieurs fois, à faire des pansements

occlusifs, des tamponnements, à appliquer des appareils variés, mais rien ne peut être supporté et tout espoir d'obturer la fistule est absolument illusoire.

Fistules vésico-vaginales et cystite. — Pour les fistules vésico-vaginales il ne peut être question d'intervenir, les bords ne permettant pas un avivement, et on ne peut penser à cloisonner un vagin au fond duquel est une masse cancéreuse. L'écoulement continu de l'urine amène rapidement des érythèmes très douloureux et si l'on ne prend pas de soins minutieux, une escharre au sacrum.

Le seul soulagement réel pour les malades atteintes de fistules ou d'incontinence consiste à les mettre sur un matelas en caoutchouc perforé et à faire cinq à six lavages abondants par jour, aussi complets que le permet l'envahissement du vagin.

Le meilleur liquide à employer pour ces injections et ces lavages est l'eau bicarbonatée sodique à 1/1000 ou 1/500. Le bicarbonate de soude neutralise l'action acide des matières de l'intestin grêle ou l'irritation causée par l'urine ; les érythèmes affreusement douloureux de la face interne des cuisses qui compliquent de suite l'incontinence disparaissent et la malade retrouve le calme et le sommeil.

J'ai essayé bien des procédés différents, mais il a toujours fallu en revenir au matelas perforé et aux lavages au bicarbonate ; c'est seulement ainsi que les malades sont soulagées.

Dans un service hospitalier ou chez une malade qui ne peut avoir les soins constants d'une infirmière, il faut installer à la tête du lit un récipient de plusieurs litres renfermant la solution et muni d'un tube de caoutchouc à robinet et d'une canule courbe pour que la malade puisse se laver et s'injecter elle-même toutes les deux heures. Elle prendra soin de s'essuyer et de se saupoudrer au besoin après chaque lavage. C'est une sujétion pénible, mais qui rend la vie supportable.

Incontinence. — Quelquefois l'urèthre et le sphincter sont dégénérés ; leurs parois épaissies et indurées sont devenues incontractiles, leur fonction s'amoindrit, se supprime et on voit se produire une incontinence qu'il ne faut pas confondre avec l'écoulement de l'urine qui se fait par les perforations vésico-vaginales. Le traitement est d'ailleurs le même, car la sonde à demeure n'est jamais supportée et risque de provoquer une cystite douloureuse et rebelle.

Cette complication de cystite douloureuse est moins fréquente dans le cancer utérin qu'on ne le croirait ; si j'ai vu souvent la vessie envahie par le néoplasme et l'urine devenir purulente, j'ai très rarement constaté chez ces malades les épreintes si pénibles de la cystite. La fréquence de l'incontinence qui évite la mise en tension de la vessie et réalise un drainage naturel explique peut-être ce fait.

Les lavages boriqués de la vessie amènent en général un soulagement suffisant lorsqu'il y a un peu d'irritation; si la cystite se produisait sans incontinence et ne pouvait être soulagée par les injections de morphine, je n'hésiterais pas à créer chez la malade une fistule vésico-vaginale, l'écoulement continu de l'urine par le vagin étant encore préférable aux douleurs incessantes de la cystite rebelle. Mais, je le répète, jamais l'occasion de recourir à ce moyen extrême ne s'est présentée pour moi; la cystite très douloureuse est rare dans l'évolution de l'épithélioma utérin, le plus souvent les malades se plaignent simplement d'envies fréquentes d'uriner et de mictions impérieuses, puis d'incontinence.

Le matelas d'eau est aussi le seul moyen permettant d'éviter la formation de l'escharre au sacrum; sur un lit souillé d'urine et de sanie elle se produit en quelques jours.

Si, malgré le lit de caoutchouc, l'escharre se crée, le meilleur traitement à lui opposer est le lavage fréquent à l'eau oxygénée, au vin aromatique ou au coaltar et ensuite le pansement avec une plaque d'emplâtre à l'oxyde de zinc qui évite les douleurs de frottement.

Lorsque l'escharre existe chez une malade atteinte de fistule, il n'y a rien de plus à faire, tout pansement sec devant être promptement traversé par l'urine; mais si elle est simplement le résultat de la cachexie progressive sans que la région soit constamment souillée par l'hydrorrhée, on peut faire des pansements secs à l'aristol, à l'acide borique ou à la poudre de Championnière, pourvu que ces poudres soient porphyrisées et que les molécules soient assez fines pour ne pas irriter la plaie. Au Calvaire on utilise une poudre formée à parties égales de quinquina et de liège et on en obtient les meilleurs résultats.

CHAPITRE III

TRAITEMENT PALLIATIF DE LA DOULEUR

1° Traitement opératoire de la douleur du cancer utérin.

La douleur, qui serait un symptôme si utile au début du cancer du col en conduisant plus tôt les malades au chirurgien, est tardive, mais manque bien rarement dans les dernières périodes de la maladie.

En général elle est continue et sourde, avec des crises paroxystiques extrêmement pénibles qui affectent surtout la région lombaire et s'irradient dans les cuisses et dans le bas-ventre. Chez certaines malades, qui sont atteintes de squirrhes envahissant peu à peu le ligament large et tout le tissu cellulaire pelvien, ce symptôme est le seul et il n'existe ni écoulement ni hémorrhagie. Cette forme est lente et, bien qu'elle soit moins fréquente que la forme ulcéreuse, je l'ai observée plusieurs fois.

Les premières douleurs sont d'abord vagues, sans siège bien précis, et ce n'est que lorsque le paramétrium est envahi et que les filets nerveux du plexus sacré sont comprimés ou atteints dans leur structure que surviennent les crises douloureuses caractéristiques du cancer pelvien.

Les crises sont extrêmement pénibles ; elles sont d'abord espacées, puis se rapprochent et finissent par être presque continues.

Les malades comparent leurs douleurs à des brûlures, à des déchirements et se plaignent d'irradiations variables, quelquefois dans les membres inférieurs ; en général dans les reins et la région anale.

Ces douleurs diffèrent des coliques expulsives que l'on trouve dans la rétention utérine ; elles dépendent nettement de la compression ou de l'envahissement des filets nerveux des riches plexus qui entourent l'utérus et le rectum.

Contre la douleur due aux rétentions intra-utérines de produits cancéreux, nous avons vu que le curettage constituait un traitement de choix, mais il reste absolument inefficace contre les crises douloureuses dues à l'envahissement du tissu cellulaire pelvien.

Or ces crises deviennent parfois absolument atroces et, si elles cèdent toujours à la morphine au début, l'accoutumance peut rendre nulle l'action de ce médicament ; aussi plusieurs chirurgiens ont-ils essayé d'agir directement sur les filets nerveux atteints par des interventions dont la technique a été variable, mais dont le but était toujours de paralyser les rameaux sensitifs du sympathique pelvien et du plexus sacré.

Résection des racines postérieures sacrées. — J.-L. Faure [1] chez une malade à la dernière période du cancer de l'utérus dont la morphine ne soulageait plus les douleurs atroces a tenté la *section des racines postérieures de la moelle au niveau du renflement lombaire de manière à détruire les racines postérieures des plexus lombaire et sacré* pour anesthésier les membres inférieurs, les fesses et le bassin siège de douleurs continues et intolérables.

L'opération ne semble pas avoir présenté de très grandes difficultés, et le résultat au point de vue douleur a été bon. Mais d'autre part il y a eu pendant trois jours des soubresauts du tronc et des membres inférieurs indiquant une irritation des racines antérieures laissées intactes et une parésie motrice des membres inférieurs associée à la paralysie sensitive résultat de l'opération.

Du reste l'observation est intéressante et vaut la peine d'être résumée, car elle doit être unique et le lecteur pourra se former plus facilement une opinion en lisant de la plume même de l'auteur les résultats obtenus.

Obs. de J.-L. Faure. — Il s'agit d'une femme de 53 ans en récidive de cancer utérin après hystérectomie vaginale,

1. J.-L. Faure, *Gazette hebdomadaire de méd. et de chirurg.*, 1891, p. 1153.

gardant un état général encore assez bon malgré des douleurs atroces que la morphine ne soulage pas et qui la font crier nuit et jour.

Opération le 2 septembre 1897.

La malade presque couchée sur le ventre sur un billot, incision médiane sur la ligne des apophyses épineuses de la neuvième dorsale à la troisième lombaire.

Rétraction des muscles, section des apophyses épineuses, extraction des lames vertébrales morceau à morceau par la pince de Chipault.

Ouverture du canal rachidien sur une longueur de 12 centimètres et section médiane de la dure-mère sur une longueur de 10 centimètres, malgré l'écoulement de liquide céphalo-rachidien on voit très bien le renflement lombaire et les racines postérieures sortant des sillons postérieurs. On sectionne avec facilité ces racines avec des petits ciseaux jusqu'à la partie supérieure du renflement lombaire, on résèque un morceau de chaque racine pour éviter sa régénération. Pas de sang ou à peu près.

Suture de la dure-mère au catgut. Suture de la peau et des muscles au crin de Florence.

Le soir. — Douleurs violentes, agitation, morphine.

3 septembre. — Douleurs moins vives. Rétention d'urine. Sensibilité abolie dans la région inférieure du tronc et les membres inférieurs. Motilité conservée mais mouvements saccadés comme ataxiques. Trépidations et soubresauts du tronc et des membres inférieurs.

Pendant les quatre jours suivants aucune fièvre. La rétention d'urine persiste, les trépidations et soubresauts aussi. Mais les douleurs diminuent.

8 septembre. — Douleurs très diminuées, oppression, vomissements.

9 septembre. — La malade urine seule. Les trépidations des jambes diminuent de plus en plus.

15 septembre. — Presque plus de douleurs mais parésie des membres inférieurs.

1er octobre. — La malade ne se plaint plus que fort peu et se cachectise de plus en plus. Incontinence urinaire. Quelques douleurs dans les cuisses et les jambes.

10 octobre. — Malade à peu près insensible. Somnolence.

15 octobre. — Mort.

J.-L. Faure ajoute : « Sans doute ce n'est pas là une chirurgie brillante. La chirurgie des cancéreux l'est rarement. Mais l'opération a atteint le seul but que je me proposais. Elle a soulagé dans une large mesure une malade, qui, depuis plusieurs mois, passait ses jours et ses nuits à gémir. Je n'avais pas d'autres prétentions. »

Je ne crois pas que Faure ait jamais renouvelé cette tentative. C'est là une intervention qu'on ne peut tenter qu'en désespoir de cause, obligé d'agir par les souffrances intolérables d'une malheureuse, pour qui tout vaut mieux que l'état où elle se trouve; il semble qu'on pourrait éviter tout au moins la paralysie motrice, et les opérations que Poncet et Jaboulay ont proposées pour atteindre le même but seraient bien préférables, si elles étaient efficaces.

D'après Gaubert [1] qui a fait à Lyon un travail sur ce sujet, le résultat obtenu serait digne d'attirer l'attention, étant donné surtout qu'il s'agit d'un symptôme

1. Gaubert. *De la dilatation ano-rectale comme traitement des douleurs du cancer inopérable de l'utérus.* Thèse de Lyon. 1900.

devant lequel nous sommes chirurgicalement désarmés.

Voici les raisons qui ont conduit à intervenir sur le sympathique, telles que les expose Gaubert dans sa thèse.

L'étude anatomique du grand sympathique pelvien nous montre que le plexus péri-rectal, qui fournit les nerfs de l'utérus, est relié au sciatique par des branches qui émanent des ganglions sacrés et par les branches antérieures des troisième et quatrième paires sacrées.

Il n'est donc pas étonnant que les filets nerveux irrités, soit dans l'utérus, soit dans le tissu cellulaire péri-utérin par des productions néoplasiques ou inflammatoires, envoient des irradiations douloureuses très loin de l'organe lésé et jusque dans les membres inférieurs.

Opération de Jaboulay [1]. — Partant de cette idée, Jaboulay a essayé d'agir sur les névralgies pelviennes rebelles en détruisant les ganglions sympathiques sacrés et les branches qui les relient au plexus péri-rectal, il a obtenu ainsi un succès dans une névralgie sciatique rebelle avec arthrite qui disparut après la dilacération des filets sympathiques sacrés.

Pour détruire les filets nerveux sensitifs du plexus péri-rectal, le point le plus important est de décoller le rectum du sacrum.

1. Jaboulay. Traitement de la névralgie pelvienne par la paralysie du sympathique sacré. *Lyon méd*, 21 fév. 1901.

Jaboulay a suivi pour cela deux techniques différentes :

Chez une malade il a pratiqué la désinsertion du coccyx par une incision transversale située à 10 centimètres en arrière et au-dessus de l'anus, puis décollé le rectum de la face antérieure du sacrum et reconnu ainsi, après le refoulement en avant du rectum et du coccyx, les troncs sacrés antérieurs ou mieux les branches d'origine du grand sciatique. En dedans de ces branches, il découvrit les ganglions sacrés et la chaîne sympathique sacrée dont trois centimètres furent excisés à droite et qui fut sectionnée simplement à gauche. D'ailleurs, les branches données par cette chaîne au plexus hypogastrique en avant, avaient été rompues par le simple refoulement du rectum. Les veines sacrées et quelques artérioles ont donné un peu de sang. La plaie fut drainée et suturée.

Chez une seconde femme souffrant de névralgie pelvienne et de vaginisme comme la précédente, Jaboulay agit par incision para-sacrée à gauche, décollant le rectum du sacrum et le refoulant en avant, de manière à déchirer les branches antérieures du plexus sacré.

Dans les deux cas, il y eut paralysie momentanée de la vessie, deux jours dans un cas, quatre dans l'autre ; puis apparition des règles indiquant une vaso-dilatation utérine ; les douleurs disparurent.

Jaboulay déclare qu'il n'y a pas lieu de craindre

une paralysie définitive des organes pelviens par cette manœuvre, puisqu'ils reçoivent une source sympathique annexe par le plexus lombo-aortique et les plexus qui accompagnent les vaisseaux sanguins.

Par cette opération, on détruit :

1° Les branches antérieures du sympathique sacré, qui vont au plexus hypogastrique ;

2° Les branches qui relient le plexus hypogastrique aux troisième et quatrième paires sacrées.

Jaboulay explique les effets de son opération par l'inhibition produite par le traumatisme sur le sympathique sacré.

Puisque cette action a été suffisante pour guérir des névralgies pelviennes intolérables et même des névralgies du membre inférieur, il n'y a pas de raison pour qu'elle ne puisse avoir une action aussi sur les douleurs péri-utérines et péri-anales et pour mon compte j'aurais certainement tenté la résection des filets sympathiques chez une de mes malades, dont les douleurs étaient fort vives et constituaient le signe le plus pénible de son affection, si elle n'avait refusé une intervention sanglante et préféré la dilatation ano-rectale qui lui donna en effet un répit momentané.

D'ailleurs, d'après les renseignements que j'ai reçus de Lyon, Jaboulay cherche maintenant à atteindre le même but en tiraillant les filets nerveux sacrés sans opération sanglante.

Pour cela il injecte entre la face postérieure du rectum et la face antérieure du sacrum une quantité variable de sérum artificiel suffisante pour décoller les deux organes l'un de l'autre et distendre les filets nerveux antérieurs du plexus sympathique sacré.

Le résultat n'est pas constant, mais des améliorations au moins passagères ont suivi, paraît-il, ces essais et Jaboulay préfère cette méthode aux procédés de dilatation ano-rectale de Poncet qui cherche le même résultat d'une manière indirecte.

Dilatation ano-rectale de Poncet. — Des organes, dit Gaubert, dans sa thèse, qui ont une origine embryonnaire presque commune, une innervation et une vascularisation qui se complètent, sont absolument liés entre eux. Et alors, de même que la maladie de l'un se traduit par des phénomènes douloureux chez l'autre, de même une intervention sur l'un d'entre eux agira sur les deux à la fois.

« Or le rectum est situé au milieu de tout un réseau de nerfs qui partent dans toutes les directions et l'opération de la dilatation anale doit facilement jeter le trouble dans toutes les fibres connectrices. »

« En effet, elle produit la disparition des phénomènes spasmodiques et douloureux non seulement du rectum, mais du vagin et du col vésical ; depuis Maisonneuve elle a été utilisée dans les cystalgies et dans le vaginisme et on ne comprend pas pourquoi elle n'aurait pas une action semblable sur l'utérus. »

Le manuel opératoire adopté par Poncet [1] pour cette dilatation est exactement le même que celui de la dilatation de l'anus dans la fissure anale intolérante, sauf que l'anus une fois dilaté, Poncet introduit des spéculums pleins et cherche à faire également une dilatation intra-rectale jusqu'à 8 ou 10 centimètres de hauteur. Il va sans dire que cette dernière manœuvre doit être faite avec précaution pour éviter les déchirures.

Cette dilatation ano-rectale, qui doit être faite sous le chloroforme et en prenant la précaution de faire une piqûre de morphine avant d'opérer suivant le conseil de Quénu et Hartmann, qu'elle se fasse avec le spéculum Trélat ou simplement avec les doigts, est évidemment une opération simple, bénigne et moins importante que le décollement du sympathique sacré de Jaboulay et il faudrait la lui préférer si le résultat curatif était égal.

En principe, il semble difficile d'admettre que la dilatation des filets nerveux péri-rectaux puisse produire une impression aussi puissante que la destruction de ces mêmes filets à leurs anastomoses avec le plexus sacré. Mais l'opération peut être répétée, et si elle donne des répits de plusieurs mois comme cela semble résulter des observations suivantes publiées par Gau-

1. Poncet. De la dilatation ano-rectale dans les douleurs pelviennes des cancers de l'utérus et de la prostate. *Lyon médical*, 19 fév. 1899.

bert dans sa thèse, il y a lieu, non seulement de ne pas la repousser à cause de son aspect paradoxal, mais de l'accueillir comme un bienfait.

Obs. de Gaubert. — *Cancer inopérable de l'utérus. Douleurs ano-rectales avec épreintes ; ténesme. Constipation opiniâtre. Dilatation après éthérisation. Disparition des douleurs.* — Mme X... âgée de 63 ans, est porteur d'un cancer de l'utérus inopérable dont les débuts remonteraient à huit ou dix mois.

Depuis trois mois la malade souffre presque constamment, soit pendant le jour soit pendant la nuit ; elle éprouve des spasmes douloureux du côté de l'anus.

La constipation est des plus opiniâtres ; la malade redoute d'aller à la selle et ne peut effectuer cet acte qu'à la suite de lavements et de laxatifs.

La malade a employé tous les calmants possibles et elle réclame une opération quelconque pour être soulagée.

Le 22 mars 1888, M. le professeur Poncet pratique la dilatation méthodique avec les doigts et le spéculum d'Ambroise Paré ; la dilatation porte sur l'anus et la partie inférieure du rectum. Pas d'accident opératoire.

Le soir même la malade se dit très soulagée et ne plus avoir de douleurs violentes comme auparavant. Pendant les six mois qui suivirent le soulagement persista. La constipation était bien moindre que par le passé et l'état général était redevenu meilleur.

Vers le mois de novembre de la même année, l'écoulement séro-sanguin augmente. Pertes involontaires d'urine ; les douleurs reparaissent peu à peu avec irradiations dans le tronc et les membres inférieurs.

La cachexie se produit. Œdème des membres inférieurs et du tronc.

La malade succombe le 23 février 1899, un an après l'intervention. Pendant toute cette année, la malade s'est trouvée considérablement soulagée ; son état général était resté bon pendant quelques semaines et ce n'est que lorsque le néoplasme eut envahi tout le bassin que les douleurs reparurent.

Une deuxième observation donnée par Gaubert est encore plus concluante peut-être, car elle ne laisse pas place comme celle-ci au doute possible d'une fissure anale méconnue et guérie par l'intervention. L'intervention a été tardive et la malade a survécu peu de temps, mais paraît cependant en avoir éprouvé du soulagement.

Obs. de Gaubert. — *Cancer inopérable de l'utérus. Douleurs exclusivement ano-rectales. Dilatation. Disparition des douleurs pendant trois mois.* — Mme A., 63 ans, est atteinte de cancer de l'utérus inopérable. Les culs-de-sac latéraux sont envahis, l'utérus immobile et le toucher rectal particulièrement pénible permet de sentir une grosse masse entourant le rectum mais ne l'ayant pas encore envahi.

Les premières douleurs ayant lieu dans la région anale et le périnée, la malade se croyait atteinte d'une affection de l'extrémité inférieure du gros intestin et non de la matrice. Depuis quelques semaines surtout, ces douleurs reviennent par crises fréquentes, surtout violentes au moment de la défécation. On fait la dilatation après éthérisation. Dans les jours qui suivent, la malade éprouve un soulagement considérable.

Un mois après, elle présente des symptômes d'urémie pendant que se développe une tumeur liquide dans la région lombaire gauche. Les accidents urémiques sont dus à une hydronéphrose produite par le rétrécissement de l'uretère gauche par suite de l'augmentation du néoplasme utérin. M. le professeur Poncet pratique la néphrostomie du rein gauche.

La malade survécut trois mois et mourut ensuite de cachexie.

Les douleurs ano-rectales n'avaient guère reparu qu'à la fin avec d'autres douleurs irradiées. La malade s'en plaignait fort peu, et la morphine aidant parut avoir retiré de la dilatation un grand bénéfice.

Dans ces deux cas, il n'y eut qu'une seule intervention ; mais M. Poncet conseille, si les douleurs reparaissent, de renouveler la dilatation.

Nous n'avons employé qu'une fois ce procédé dans un cas où les douleurs étaient très violentes et survenaient par crises. La malade était atteinte d'un épithélioma interstitiel qui ne saignait pas, ne donnait pas d'hydrorrhée, et dont le seul symptôme pénible était la douleur.

Obs. (*personnelle*). — Cette forme à marche lente est plus fréquente qu'on ne le croit. La malade dont je parle resta près de deux années dans le service des chroniques de Saint-Michel avant de succomber et ne présenta jamais ni ulcération, ni écoulement sérieux. Le seul symptôme pénible était la douleur, se produisant par crises névralgiques lombaires et sacrées. Au toucher, on trouvait les ligaments larges et les ligaments utéro-sacrés transformés en tissu lardacé et l'utérus fixé par une gangue ligneuse qui occupait la partie inférieure du petit bassin. Le siège de la douleur chez cette malade était si nettement péri-anal que je tentai deux fois chez elle la dilatation anale avec distension des ligaments utéro-sacrés comme le recommande Poncet et comme je viens de le décrire.

La dilatation anale faite avec le spéculum Trélat, j'introduisis les index aussi profondément que possible et tentai de vaincre la dureté des ligaments utéro-sacrés, de les décoller, en quelque sorte, de chaque côté du rectum.

La première intervention fut suivie d'une amélioration des douleurs et d'une accalmie nette de quelques jours, mais un second essai, quand les douleurs eurent repris leur intensité, n'amena aucun résultat et c'est par des injections de morphine réglées autant que possible qu'elle fut soulagée jusqu'à sa mort.

Je lui avais proposé de pratiquer l'opération de Jaboulay, mais la pensée d'une intervention sanglante l'effrayait, et comme la morphine lui donnait un soulagement positif elle refusa.

Obs. (*personnelle*). — Une autre malade que j'ai soignée, atteinte de cette même forme du mal, était une femme de chambre encore en place lorsqu'elle me consulta. Elle n'avait également aucun signe appelant l'attention sur l'utérus autre que des crises terribles de douleurs lombaires et sacrées. Sa maîtresse l'envoya me voir, l'ayant plusieurs fois entendue se plaindre la nuit et craignant des troubles cérébraux tellement ces crises douloureuses affolaient la malade.

Je l'examinai et trouvai, comme chez la précédente, le col ligneux et rétracté plutôt qu'augmenté de volume et les deux ligaments larges tellement durs et douloureux que je la pris immédiatement à l'asile Saint-Vincent pensant que des symptômes urémiques n'allaient pas tarder à se produire et que la fin serait prompte.

Il n'en fut rien, la morphine fit merveille et lui permit

promptement d'aller et venir sans trop de souffrances. Elle ne voulut pas rester à l'asile et sortit, mais dut rentrer quelques jours après, car sans morphine la vie lui était intolérable. Elle sortit et rentra ainsi plusieurs fois cherchant à travailler et revenant toujours, ramenée par les douleurs et le besoin de la morphine qui seule la soulageait.

A part l'épaississement squirrheux du col et des ligaments utéro-sacrés formant une sorte de masse moulant le rectum, le mal semblait stationnaire et l'état général restait bon. Comme elle était d'humeur inquiète et toujours désireuse de travailler, je lui fis une ordonnance renouvelable pour obtenir la morphine sans laquelle elle ne pouvait vivre et elle nous quitta encore.

Les dernières nouvelles que j'en ai eues datent de six mois, plus d'un an après le premier examen. Elle me dit qu'elle est en place, travaille assez facilement et a simplement maigri beaucoup. Moyennant trois piqûres de morphine par vingt-quatre heures, elle va toujours et n'a pas d'hémorrhagies et peu d'écoulement.

Le motif de sa lettre était simplement de me prévenir qu'un pharmacien à qui elle avait demandé de la morphine avec ma vieille ordonnance (renouvelable) lui avait déclaré que j'étais un misérable de l'empoisonner et qu'il voudrait me faire poursuivre. L'esprit inquiet de la pauvre fille s'en était ému et elle me demandait une nouvelle ordonnance. Depuis je n'ai pas eu de ses nouvelles ; elle a peut-être succombé à un de ces accidents d'anurie brusque que l'on trouve parfois dans ces cancers latents.

J'ai souvent regretté de n'avoir pas appliqué à ce cas l'opération de Jaboulay ou tout au moins la dilatation de Poncet, et, le cas échéant, je tenterais l'une ou l'autre certainement.

2° Traitement médicamenteux.

Injections épidurales. — Il ne semble guère possible d'appliquer aux incurables les injections de cocaïne intra-durales selon la méthode de Tuffier, il faudrait répéter l'injection trop souvent pour que la moelle n'en souffre pas. Par contre nous avons tenté de soulager les douleurs des cancéreuses par des *injections épidurales* de cocaïne selon la méthode de Cathelin. Les résultats ont été variables et il est certain que l'on peut ainsi obtenir une journée de tranquillité ; mais je n'ai pas vu l'analgésie se prolonger beaucoup plus que celle que donne la morphine en injections sous-cutanées. En général, le résultat est même moins durable et comme l'accoutumance à la cocaïne est aussi pénible et aussi nuisible au moins que celle à la morphine, je ne vois aucun avantage à substituer l'injection épidurale à l'injection sous-cutanée.

Cependant on trouve dans la thèse de Durand-Breffort [1], l'indication d'un cas de néoplasme de l'S iliaque dont les douleurs épouvantables, dit l'auteur, se produisaient par crises deux fois par jour. Une injection épidurale de 2 centimètres cubes de cocaïne Car-

1. Durand-Breffort, *Méthode des injections épidurales par voie sacrée.* Thèse de Paris, 1902, G. Steinheil, éditeur.

rion à 2 0/0, soit 4 centigrammes de cocaïne, donna au malade un répit de dix jours.

Dans la thèse de Lacombe [1], il est dit que le succès fut médiocre dans un cas de cancer de l'utérus; mais, dans un cas de cancer du rectum, il obtint par des injections de 3 centigrammes de cocaïne à 1 0/0 dans l'espace épidural un soulagement de trois jours. Le malade qui souffrait constamment ne souffre plus qu'en allant à la selle. Ensuite les douleurs reparaissent violentes, on fait une injection de 5 centimètres cubes à 0,50 0/0 et les douleurs deviennent sourdes, aiguës seulement pour la défécation, cette amélioration durant dix jours.

Si des résultats semblables étaient obtenus dans le cancer utérin il y aurait lieu de donner plus d'importance à la méthode; mais notre expérience sur trois cas n'a pas été encourageante, il nous a semblé que la morphine bien employée donnait des résultats plus complets.

Morphine et narcotiques. — Il ne faut pas hésiter à donner de la morphine aux incurables aussitôt que leurs douleurs deviennent très vives et empêchent le sommeil ; tout en tenant compte de ce fait que la morphine devra être augmentée progressivement quel que soit le soin que l'on mette à réduire la dose et que, en

1. ADRIEN LACOMBE, *La méthode épidurale*. Thèse de Paris, 1902.

8 à 10 mois, on aura atteint le plus souvent une dose maximum que l'on ne pourra plus dépasser et qui ne sera plus suffisante pour calmer.

Il vaut donc mieux tenter de calmer les malades, pour commencer, autant qu'on le peut, par des succédanés de la morphine donnés en lavements. Souvent l'on échoue absolument et il faut sans plus tarder commencer la morphine ; mais quelquefois l'action calmante de l'antipyrine ou du chloral se continue et suffit pendant fort longtemps.

L'antipyrine à dose de un gramme agit à merveille et, comme Condamin, j'ai vu plusieurs malades chez lesquelles le soulagement obtenu par un lavement ou un suppositoire d'antipyrine égalait le repos que donnait la piqûre de morphine.

De même le suppositoire que le professeur Guyon emploie si volontiers chez les malades atteints de cystite (Extrait thébaïque 0,05 ; extrait de belladone 0,03) donne souvent de bons résultats. Il faut seulement augmenter peu à peu la dose, à mesure que cela devient nécessaire et assurer l'évacuation de l'intestin entravée par l'opium.

Enfin les *injections de chloral* à 1/100 ou plutôt l'application sur le col de tampons imbibés d'une solution de chloral à 4/100 ont une action calmante manifeste.

Pour certaines malades, la douleur est moins vive si la malade marche que lorsqu'elle est étendue ; et en tout cas, pour presque toutes, le moment le plus pénible est le commencement de la nuit.

C'est donc le soir que je commence la morphine, ne donnant qu'une piqûre de 0,02 par 24 heures pour la nuit. Lorsque cette dose devient insuffisante, elle est élevée progressivement jusqu'à arriver à 0,04 et 0,06 centigrammes.

Je ne fais jamais de piqûres plus faibles que 0,02 centigrammes. En abaissant trop la dose de début, on donne à la malade tous les ennuis de la morphine et on n'obtient pas l'action calmante, seule raison d'être du médicament.

Quand la malade se réveille la nuit malgré l'élévation de la dose et souffre vers trois heures du matin, je fais faire une seconde piqûre à ce moment, mais toujours en laissant la journée sans morphine.

Je crois la méthode des piqûres faibles et fréquentes déplorable. La malade souffre de nausées et n'est pas complètement soulagée de sa douleur; à mon avis, ou bien il ne faut pas donner de morphine ou bien il faut en donner une dose suffisante pour que le sommeil soit immédiat et réparateur. La dose de 0,02 centigrammes garde son efficacité très longtemps.

Une malade qui a passé une nuit sans sommeil, souffrant cruellement, est si épuisée et découragée le matin qu'on ne peut lui demander aucun effort ; si, au contraire, on a su lui ménager un repos complet, on pourra l'intéresser, l'occuper pendant la journée et lui demander de supporter jusqu'au soir des douleurs sourdes et acceptables.

Bien entendu, on est peu à peu vaincu et forcé de céder ; il faut donner une piqûre vers midi pour permettre de passer l'après-dîner, puis enfin, on arrive à quatre piqûres par jour ; mais jamais je ne veux dépasser ce chiffre; s'il est besoin de faire ces piqûres très fortes, on les fait de 0,04, 0,06 centigrammes chacune mais on ne les renouvelle pas avant l'heure prescrite, sauf dans des cas tout à fait particuliers.

La malade s'accoutume à sa piqûre régulière; longtemps celle de la nuit lui suffit et j'ai vu plusieurs incurables voisines de l'hôpital venir chaque soir, se faire piquer par la sœur avant d'aller se coucher chez elles et ne jamais sentir qu'à la fin, lorsqu'elles étaient hospitalisées, la nécessité de la piqûre de jour.

Le morphinomane est en général un nerveux sans volonté qui cède à une impulsion dès qu'elle se fait sentir et tombe sous l'influence de la morphine comme il tomberait sous celle du tabac ou de l'alcool; mais les malades dont nous parlons ne sont pas des nerveuses ; leur volonté aidée de celle du chirurgien résiste suffisamment pour accepter très bien la piqûre régulière et s'en contenter.

Dès l'instant où l'on s'écarte de cette règle, on est perdu; la malade réclame sa piqûre une heure après avoir reçu la précédente, on fait à une femme déjà accoutumée au poison des injections de 0,01 centigramme sans aucune valeur, qui ne la soulagent pas et l'empoisonnent tout comme les injections plus fortes et espacées qui, du moins, ont leur action bienfaisante de repos.

On pourra opposer à cette idée le danger de donner brusquement une dose assez forte de l'alcaloïde à une malade dont le rein et le foie fonctionnent mal. Je suis bien d'avis, en effet, que, lorsque les phénomènes urémiques s'installent, il faut diminuer la morphine et nous le faisons toujours à l'asile; d'ailleurs, à cette période, les douleurs sont moindres, la diminution de la morphine est facile et jamais, dans une longue expérience de ce traitement, je n'ai vu une injection de morphine exagérée hâter la fin d'une cachectique.

Nanu [1] (de Bucharest) a vu, après un mois de traitement par les piqûres interstitielles au violet de Merck, suivant la technique de Mosetig que nous avons décrite, des douleurs très violentes qui nécessitaient journellement des doses énormes de morphine, s'atténuer et disparaître.

Condamin indique ce résultat dans un cas qui fut traité simplement par des badigeonnages de la cavité créée par le curettage avec un crayon de pyoctanine

1. Nanu, 6e *Congrès français de chirurgie.*

de Merck. Le crayon était passé énergiquement deux fois par semaine et on laissait en place une mèche imbibée de la solution colorante.

Enfin, M. Bouilly, dont on connait l'esprit clinique et judicieux, badigeonnait le col de toutes ses cancéreuses après curettage, avec une solution concentrée de violet de méthyle et croyait fermement que cette pratique diminuait les douleurs. Il faut donc penser à cette indication du traitement par les colorants et en faire bénéficier les malades. Les moyens dont nous disposons contre les douleurs sont trop peu nombreux pour en négliger aucun.

CHAPITRE IV

TRAITEMENT PALLIATIF DE L'URÉMIE ET DE L'ANURIE

1° Traitement des réflexes gastriques.

L'anorexie survient rapidement chez les néoplasiques et, pour lutter contre elle, bien peu de médicaments ont de l'action; si l'on veut réussir, il faut avant tout ne pas avoir de parti pris et chercher à soutenir les forces en offrant à chaque malade l'aliment le plus nourrissant sous un petit volume qui ne lui paraisse pas répugnant.

S'acharner à donner à une femme qui a le dégoût de la viande la côtelette la mieux préparée est vouloir la laisser mourir de faim. Il faut que l'infirmière soit assez intelligente pour rechercher ce qui réveille encore l'appétit. Telle infirme prendra des œufs, à la coque ou sous forme d'œufs brouillés, longtemps après le jour où elle aura refusé de la viande, telle autre des purées de lentilles ou de pois, telle autre du riz ou des pâtes cuites à l'eau ou au lait; quelquefois le poulet ou le jambon sont bien supportés, alors que tout le reste est refusé. Souvent enfin, ce sont les aliments froids très assaisonnés au vinaigre qui réveillent le plus longtemps l'appétit.

Il y a là une recherche à faire avec tact et que l'expérience personnelle seule peut mener à bien.

Bien vite, malgré tout survient après le repas un état nauséeux suivi ou non de vomissements alimentaires qui est une des complications les plus pénibles du cancer de l'utérus.

Le plus souvent, c'est là simplement l'indice de l'urémie; fin naturelle des cancéreuses utérines, qui commence, mais parfois aussi il s'agit d'un réflexe gastrique car on voit ce symptôme s'améliorer ou disparaître en donnant une cuillerée d'eau chloroformée, la potion de Rivière, quelques gouttes de la solution de cocaïne à 1/100 ou enfin, comme le recommande Howard Kelly, deux ou trois gouttes de teinture de capsicum dans une cuillerée d'eau très chaude.

Nous avons essayé tous ces remèdes : souvent, ils donnent un répit momentané mais leur action s'épuise vite et il faut les utiliser successivement. De même, nous avons obtenu de bons résultats de l'application au creux de l'estomac d'une petite vessie de glace ou de fréquentes pulvérisations d'éther ou de chlorure de méthyle.

Cette réfrigération du creux épigastrique donne parfois un soulagement qui dure quelques heures; aidée d'un peu de champagne glacé, elle peut faciliter beaucoup le repas.

Quelquefois la morphine, au début de son emploi, est responsable de l'état nauséeux et il faut retarder alors la plus proche piqûre jusqu'à trois heures après le repas, mais chez les malades avancées, il est utile au contraire de faire la piqûre juste avant le repas. J'ai vu la sœur du service des incurables de Saint-Michel arriver ainsi à faire alimenter des malades qui ne pouvaient garder aucune nourriture si la piqûre n'avait calmé leur sensation nauséeuse. Il y a là une question de tâtonnement que doit résoudre le médecin traitant.

2° Traitement de l'urémie des cancéreuses.

Mais l'apparition de l'état nauséeux doit avant tout appeler l'attention du médecin du côté des reins.

L'urémie est, en effet, si fréquente chez les femmes atteintes d'épithélioma du col utérin, qu'elle est presque la terminaison habituelle de la maladie.

La mort par hémorrhagie, par métastase et généralisation ou par péritonite est exceptionnelle et la cachexie n'a parfois pas le temps de se produire, car l'urémie évolue plus vite et tue la malade avant qu'elle ait atteint ce dernier stade.

Lorsque l'insuffisance urinaire s'établit, les autres organes, l'estomac et l'intestin principalement, suppléent le rein pendant quelque temps, ce qui explique les troubles gastro-intestinaux si constants chez les cancéreuses utérines; promptement, ils ne peuvent suffire à la tâche et l'urémie s'installe.

Elle peut provenir de deux causes bien distinctes, soit la néphrite interstitielle développée par l'excès de pression dans le rein due à la compression lente de l'uretère; soit l'obstruction rapide de l'uretère par un néoplasme squirrheux, alors que la malade n'est pas encore dans une période avancée de la maladie et que le rein lui-même fonctionne normalement.

Lorsque l'urémie s'installe peu à peu par le fait des progrès de la néphrite interstitielle diffuse due à la compression incomplète des uretères, les phénomènes sont d'abord légers et il est très important pour le médecin de bien les connaître pour les découvrir de suite et éviter aux malades le plus longtemps possible les angoisses de l'insuffisance urinaire.

Mlle Warchawskaia [1] dans sa thèse excellente sur l'urémie compliquant le cancer de l'utérus, divise les phénomènes en quatre périodes :

Période de polyurie avec modifications dans la com-

1. Mlle Warchawskaia. *De l'urémie et de l'état du cœur dans la néphrite compliquant le cancer de l'utérus.* Thèse de Paris, 1890.

position du liquide sécrété. — Période initiale d'insuffisance urinaire. — Période de lutte. — Période terminale de défaillance de l'organisme.

Cette division répond à la clinique et permet d'étudier avec méthode les signes fonctionnels.

Tout d'abord apparait la polyurie, qui atteint et dépasse souvent deux litres comme dans la néphrite interstitielle primitive à la première période.

Le liquide sécrété change de composition. Les substances excrémentitielles diminuent et l'urée surtout tombe à 8 ou même 3 grammes par litre. Cette diminution de l'urée ira en s'accusant jusqu'à la fin de la maladie et semble due aux altérations du foie et à la dénutrition générale autant qu'aux lésions rénales elles-mêmes. Quelquefois, mais pas constamment, survient de l'albuminurie.

Jusqu'alors peu de signes fonctionnels, mais bientôt la quantité d'urine diminue et en même temps, la malade se plaint d'insomnies, de céphalée et surtout de nausées qui rendent l'alimentation d'autant plus difficile que l'appétit est nul. Les vomissements surviennent, d'abord alimentaires et suivant les repas, puis paraissant même le matin. Ils sont muqueux, légèrement teintés de bile, avec nausées et hoquets et une fétidité extrême de l'haleine. Ils deviennent peu à peu répétés et incoercibles.

En général, la malade se plaint aussi de diarrhée

quoique ce symptôme ne soit pas constant, pas plus que les troubles de la vue, les bourdonnements d'oreille et la dyspnée qui indiquent si souvent le début de l'urémie.

En réalité, les nausées et les vomissements sont le premier signe de cette crise urémique et en restent le plus important et le plus pénible symptôme.

Il faut donc une surveillance continue de la quantité d'urine émise par une cancéreuse, pour en reconnaître de suite la diminution. Il faut aussi que l'infirmière remarque le changement de caractère, la mélancolie, les troubles gastriques qui accompagnent souvent le début de l'urémie, pour en prévenir le médecin. *Cette oligurie des cancéreuses due à la néphrite est, en effet, parfaitement sensible au traitement*, et si l'on agit vite et énergiquement, on voit revenir l'urine et les troubles urémiques s'amender.

C'est surtout lorsque l'empoisonnement est peu accusé que l'on peut intervenir avec succès et à cette période, un purgatif salin, ou à son défaut un lavement au sulfate de soude, donnent souvent un résultat excellent et un calme de quelques jours.

D'ailleurs, les laxatifs entretiennent chez ces malades un état gastrique meilleur et évitent la constipation d'autant plus grave chez elles que les matières durcies peuvent quelquefois s'accumuler au-dessus des ligaments utéro-sacrés et de la masse cancéreuse et donner de véritables crises d'obstruction auxquelles on a vu succomber. Les lavements huileux ou à la glycérine, l'huile de ricin en capsules répétées sont les moyens habituellement employés pour éviter la constipation et il faut les préférer aux pilules laxatives qui toutes congestionnent le rectum par l'aloès qu'elles renferment; mais lorsqu'on a lieu de craindre un début d'insuffisance urinaire, il vaut mieux user des laxatifs purgatifs ou des lavements salins qui, répondent mieux à l'indication.

Aussitôt que la quantité d'urine diminue sérieusement, s'il existe de l'intolérance gastrique je fais à la malade une injection de sérum ordinaire de 100 à 200 grammes répétée deux ou trois jours de suite. Je me sers simplement d'eau distillée avec chlorure de sodium 7/1000 en accompagnant cette injection d'une piqûre de pilocarpine à 1/100 dont on injecte 1/2 centimètre cube et qui est répétée au besoin. J'ai vu plusieurs fois de bons résultats suivre l'emploi de ce médicament et j'y reste un peu empiriquement fidèle.

On pourrait de même accompagner l'injection de sérum d'une injection de caféine; l'important est de ne pas donner à la malade un médicament qui ne sera pas toléré par l'estomac et d'agir par voie hypodermique.

Lorsque la malade étant mieux peut prendre des

liquides sans vomir on remplace l'injection de pilocarpine par cinquante centigrammes de théobromine répétés plusieurs jours sans se lasser ni se décourager.

Dès que la malade peut digérer les liquides, il faut chercher à faire tolérer le régime lacté dans la mesure souvent bien faible du possible et agir comme on le ferait pour une urémique ordinaire; il faut le faire avec confiance, car, sauf le cas rare où la cachexie est déjà très avancée et où l'urémie n'apparait que comme symptôme terminal, on obtiendra des améliorations réelles.

Et même lorsque cette oligurie devient peu à peu de l'anurie, il ne faut pas perdre courage ; Roberts (cité par Merklen) parle de malades restées sept jours en anurie complète avec retour de l'urine et mort seulement quatre semaines après. Moi-même, et je ne parle pas ici des cas d'anurie brusque que j'examinerai tout à l'heure, mais de l'anurie progressive provenant du fait de la néphrite autant que de la compression, j'ai vu plusieurs malades dont les signes urémiques de début dataient de loin, s'améliorer d'une manière brusque et inespérée alors qu'on les pensait mourantes et vivre deux et trois mois avec des symptômes relativement amendés; cette amélioration suivait parfois une très petite augmentation de l'urine excrétée.

Ce retour de la sécrétion après anurie ou oligurie est assez fréquent pour que Uteau [1], dans sa thèse récente sur l'anurie du cancer utérin, ait cru devoir décrire une forme rémittente de l'anurie des cancéreuses.

Mais à mesure que le mal fait des progrès, l'insuffisance urinaire augmente, les autres émonctoires ne pouvant suffire à la tâche de suppléance, les signes d'urémie s'accusent de plus en plus, toujours avec prédominance des accidents gastro-intestinaux.

Les vomissements sont répétés et incoercibles, toute alimentation est de ce fait impossible. La diarrhée devient aussi continue, enfin le système nerveux se prend et la malade qui jusqu'alors, quoique triste et sombre avait gardé son intelligence absolue, commence à s'obnubiler et à avoir de petites périodes de subdelirium et de dyspnée.

Puis surviennent de l'apathie et de la stupeur, une sorte d'hébétude progressive, enfin une somnolence dont on peut encore tirer la malade par un appel énergique, mais qui va toujours en s'accentuant à tel point qu'à cette période on peut supprimer la morphine devenue inutile.

La température s'abaisse, descend à 36°, quelquefois 35° ou même plus bas ; enfin la respiration s'em-

1. UTEAU. *Anurie dans le cancer pelvien.* Thèse Paris, 1903. G. Steinheil.

barrasse, le pouls devient petit et irrégulier et la mort survient dans le coma, parfois précédée d'une ou plusieurs crises convulsives.

Quelquefois la mort est brusque, par syncope ou empoisonnement bulbaire, mais habituellement elle est précédée par plusieurs jours de coma. On trouve un matin la malade qui, la veille, était simplement somnolente, en résolution, insensible à toute excitation, livide, les pupilles contractées et poussant des gémissements inarticulés. Très rarement surviennent des crises convulsives, le plus souvent quelques contractures seulement accompagneront le refroidissement progressif jusqu'à la mort.

Le coma urémique des cancéreuses à la dernière période peut d'ailleurs se prolonger de manière à dérouter toutes les prévisions. Certaines de nos malades ont vécu une semaine dans le coma avant de succomber, ne prenant aucune nourriture et sans être soutenues d'aucune manière. J'ai même vu le coma survenir, durer deux jours puis la connaissance reparaître, en partie tout au moins et la malade vivre encore quelques jours avant de s'éteindre.

Mlle Warschaskaia cite dans sa thèse un fait dû à Wiltshire où la malade se remit d'une crise de coma, reprit connaissance, et vécut quinze jours avant de succomber.

Il faut donc considérer le coma comme un signe terminal, mais savoir qu'il peut durer et ne pas se hâter d'annoncer aux parents la fin prochaine de la malade.

Il ne m'a jamais paru qu'une opération pût être d'une utilité quelconque à ces malades lorsque la compression est ainsi progressive. Il faudrait pour agir logiquement créer une fistule urinaire dès les premiers signes urémiques et je crois que les inconvénients si pénibles qui suivent cette infirmité compenseraient et au delà le bénéfice que retirerait la malade, de quelques jours de survie.

A la fin, lorsque les diurétiques se sont montrés impuissants et que, sous l'influence de l'urémie, l'intelligence de la malade s'obnubile peu à peu, la douleur diminue au point de rendre la morphine inutile et le coma terminal approche, j'ai toujours renoncé à tenter d'ouvrir un nouveau chemin à l'urine, pensant qu'il valait mieux laisser se terminer ainsi cette triste scène et ne pas faire souffrir inutilement une mourante.

Cependant, une opération de Jayle que nous résumons plus loin donne à réfléchir même sur ce point. Il a opéré dans des conditions très mauvaises une malade cachectisée et presque mourante et il semble bien qu'elle ait tiré bénéfice de l'opération, non seulement au point de vue de la survie, mais par l'amélioration des symptômes les plus pénibles jusqu'à la fin.

Obs. de Jayle [1] (résumée. *In* thèse Aumont). — Malade de 33 ans, entre à Broca pour des douleurs dans le bas-ventre et une difficulté de plus en plus grande à uriner. Les règles sont devenues irrégulières et abondantes.

Au toucher, à l'entrée, 2 janvier, on trouve un cancer ayant détruit tout le col utérin et envahi la paroi vaginale antéro-latérale droite.

On sonde la malade et on retire de l'urine claire.

15 février. — Malade cachectisée ; douleurs atroces dans le petit bassin s'irradiant aux reins et aux cuisses. Ces douleurs ont cédé d'abord à la morphine mais ne disparaissent plus, bien que la malade demande et reçoive jusqu'à dix piqûres par jour. Urines de plus en plus rares.

10 mars. — Œdème des membres inférieurs et de l'abdomen remontant jusqu'au thorax. Mains œdémateuses. Avec l'œdème, diminution des douleurs. 250 grammes d'urine par jour.

19 mars. — Gène respiratoire. La malade ne peut supporter qu'un peu de champagne glacé. Vomissements, œdème considérable ; la malade ne peut plus bouger dans son lit. La quantité d'urine excrétée varie de 10 à 30 grammes par 24 heures.

21 mars, néphrotomie sous chloroforme. — Le rein droit abaissé légèrement est choisi ; tous les tissus traversés par l'incision sont fortement infiltrés.

22 mars. — Grande quantité d'urine par la plaie, on est obligé de changer les alèzes toutes les heures.

La malade éprouve le besoin d'uriner ; on la sonde et on trouve 125 grammes d'urine. La malade prend du lait avec plaisir et dort.

23 mars. — Trois quarts de litre d'urine par la sonde.

1. Jayle in thèse Aumont. *Contribution à l'étude du traitement chirurgical de l'anurie due au cancer de l'utérus.* Thèse de Paris. 1825.

La malade demande à manger et n'a plus vomi depuis l'opération.

28 mars. — On ne retire que 35 grammes d'urine de la vessie. La malade mange un peu et ne demande plus de morphine alors qu'elle en prenait sans résultat 10 seringues par 24 heures. L'œdème a disparu sauf aux mains et aux pieds.

10 avril. — La vessie est envahie par le cancer. Urine vésicale purulente ; urine coulant par la plaie claire et sans albumine. La malade mange avec appétit.

15 mai. — Cachexie, septicémie lente. Le vagin et la vessie ne forment plus qu'un clapier purulent. Urine lombaire claire.

2 juin. — Coma et mort, 73 jours après l'opération.

3° Traitement palliatif de l'anurie précoce.

L'anurie chez les cancéreuses peut survenir brusquement, d'une manière absolument différente de celle que nous venons de décrire, alors que le rein fonctionne encore et que la malade n'est pas cachectisée, et n'a eu que peu ou pas de troubles urémiques. L'étude de ces cas est intéressante pour nous, car, mieux connus, ils peuvent donner une indication opératoire importante.

La compression se produit alors du fait de la dureté de la trame du néoplasme et de son accroissement rapide, qui écrase l'uretère alors que l'état général est encore bon. L'anurie est brusque, sans douleurs, et sans symptômes graves pendant quelques jours. Roberts (thèse Merklen) parle d'une malade restée 15 jours en anurie avant de succomber et qui n'eut que très peu de signes alarmants pendant les huit premiers jours, et dans la thèse de Uteau plusieurs cas analogues sont cités où l'on remarque toujours le calme du début. Après cette période de tolérance de durée variable, des troubles graves éclatent, la mort survient au milieu d'accidents urémiques. C'est exactement le cas de l'anurie expérimentale par ligature des uretères.

La mort n'est d'ailleurs pas constante à la première crise et, parfois, après plusieurs jours d'anurie on voit la décharge urinaire se faire et la malade se rétablir pour un temps. Il suffit de l'écoulement d'une faible quantité d'urine pour faire cesser les accidents immédiatement et donner un répit quelquefois prolongé.

L'observation suivante citée dans la thèse de M. Merklen en est un exemple très net [1].

Obs. de Fournié. — Il s'agit d'une femme de cinquante-deux ans, de bonne santé habituelle qui souffre depuis quelques jours de diarrhée et de vomissements bilieux, avec douleurs vives dans la région lombaire.

Depuis trois jours elle n'a pas uriné ? Cependant l'hypogastre n'est ni sensible ni douloureux ; la vessie ne fait pas saillie au-dessus du pubis. Le cathétérisme est pratiqué et il ne s'écoule pas une seule goutte d'urine.

1. Fournié, *Union Médicale*, 1860. *In* thèse Merklen, Paris, 1881.

La malade, il y a quelques mois, a perdu un peu de sang par le vagin, mais elle ne se plaignait alors ni de douleurs de reins, ni d'aucune autre souffrance, elle avait simplement de la leucorrhée dont elle ne s'inquiétait pas. Au toucher vaginal, je trouve le col de l'utérus et une partie du corps de cet organe, le quart environ, atteints d'un engorgement squirrheux. Il s'élève de la lèvre antérieure une excroissance en forme de champignon de la largeur d'une pièce de deux francs. L'examen au spéculum confirme le toucher.

Jamais la malade n'a rendu de graviers, jamais de rétention d'urine.

6 juillet. — Malade faible ; les vomissements continuent ; pas de miction, douleurs vives dans les reins et l'anus, fièvre légère.

7 juillet. — Pas d'urine ; mêmes douleurs ; vomissements persistants ; la malade répond lentement aux questions et a l'air hébété.

8 juillet. — Septième jour de l'anurie. Pas d'urine, vomissements continuels. Quelques cuillerées de bouillon froid n'ont pu être gardées.

Dans la soirée, la malade urine et dans le courant de la nuit, elle a uriné dix fois, mais chaque fois en très petite quantité, à peine si en tout elle a rendu 200 grammes d'urine claire, limpide, sans coloration ni trouble d'aucune espèce.

Les vomissements ont cessé brusquement et comme par enchantement ; pas de fièvre ; plus de douleurs aux régions rénales. La malade se sent complètement soulagée.

Jusqu'au *13 juillet*, la miction a continué facile et peu abondante, avec les mêmes caractères, sans odeur ni dépôt d'aucune espèce. La malade se lève et se promène dans sa chambre ; elle a retrouvé sa gaieté, prend avec plaisir un peu de bouillon qu'elle digère parfaitement. Cet état satisfaisant dure pendant dix jours ; mais le 23, les urines manquent encore une fois et les vomissements bilieux reparaissent.

Depuis ce jour jusqu'au 4 août, c'est-à-dire pendant 21 jours, malgré de prétendus besoins d'uriner, pas une goutte d'urine ne s'écoule. Pendant tout ce temps, les vomissements bilieux, verdâtres, reparaissent, redoublent de fréquence et de violence.

Les douleurs de reins sont si violentes que la malade pousse des gémissements continuels et s'arrache les cheveux; son air hébété s'est transformé en stupeur. Le cathétérisme a été pratiqué plusieurs fois sans résultat. Traitement médical diurétique (scille, jusquiame).

Les douleurs ne s'apaisent que médiocrement. La malade s'affaiblit de plus en plus, les yeux s'excavent, la voix est altérée, le teint est devenu jaune paille, terreux, *la malade va succomber, lorsque, le vingt et unième jour à dix heures du soir, elle rend avec beaucoup de douleurs un demi-verre d'urine claire et limpide.*

Aussitôt après cette miction quoique l'urine soit peu abondante, les vomissements s'arrêtent, le pouls qui était petit, fréquent et faible devient plus fort et moins fréquent. Depuis le 4 août jusqu'au 16, la malade a uriné un peu tous les jours; elle n'a pas eu de fièvre, mais éprouve toujours des douleurs dans la région lombaire.

Pendant ces douze jours, elle a pris du bouillon, du potage, un peu de café et n'a pas eu de nouveaux vomissements.

Le 16, la miction est de nouveau supprimée et tous les accidents ordinaires reparaissent; douleurs vives, vomissements, affaiblissement extrême, stupeur profonde.

Mort le 17 août.

. . . .

Cette observation, très bien prise, est la meilleure description que l'on puisse faire de la fin d'une cancéreuse frappée d'anurie et laissée sans traitement chirurgical. On remarque combien la résistance peut être longue et que la plus petite émission d'urine donne un soulagement important à la malade.

Il faut bien savoir que l'anurie peut être le premier et le seul trouble fonctionnel du cancer de l'utérus ; le cancer est latent et ne s'annonce que par ce symptôme.

Il est donc nécessaire d'examiner avec soin l'utérus de toutes les femmes âgées qui viennent consulter pour des troubles gastro-intestinaux que l'on peut attribuer à l'urémie.

L'observation suivante, publiée par MM. Debove et Dreyfous[1] est des plus instructives et intéressantes à ce point de vue.

Obs. Debove et Dreyfous. — *Cancer utérin latent. Urémie.* — Femme de 70 ans, domestique, entrée le 25 août. Cette femme robuste pour son âge a toujours joui d'une bonne santé.

Depuis cinq ou six mois, elle a des douleurs vagues, mal localisées et qui ne l'ont pas empêchée de continuer son travail. Depuis quinze jours, elles ont augmenté d'intensité ; elles siègent tantôt à la région des lombes, tantôt aux membres inférieurs.

Jamais de vomissements alimentaires ou bilieux. Jamais de graviers rendus pendant ou après les crises douloureuses.

C'est dans la semaine qui précéda son entrée à l'hôpital

1. Debove et Dreyfous. Contribution à l'étude de l'anurie et de l'urémie. Soc. *Méd. des Hôpitaux*, 1891, p. 95.

qu'apparut pour la première fois un symptôme capital, l'anurie. Elle ne fut pas d'emblée définitive : la malade, après être restée trois ou quatre jours sans uriner, vit reparaître l'urine le 22 août dans la matinée, mais depuis le 23, l'anurie a été complète et persiste le 25 août, jour de son entrée à l'hôpital.

A cette date, on constate que la région hypogastrique ne présente aucune matité à la percussion et le cathétérisme permet de reconnaître que la vessie ne contient pas une goutte d'urine. *Il ne s'est encore produit aucun autre phénomène morbide.* Les téguments offrent une teinte légèrement jaunâtre surtout marquée à la face. La malade dit avoir maigri dans ces derniers temps, mais elle n'a pas l'aspect cachectique.

Depuis une quinzaine de jours, l'appétit a diminué ; la langue est couverte d'un enduit grisâtre, il n'y a pas de vomissements et les selles sont régulières. L'examen du cœur, des poumons, du foie ne révèle aucune lésion et le pouls est régulier (81 p.)

Du 25 au 31 août, aucun trouble apparent.

Le 31 août, huitième jour de l'anurie, nausées, vomissements, lourdeurs de tête.

Le 2 *septembre* selles fétides, vomissements bilieux. Température : matin 36°5, soir 36°6.

Le 3, injection sous-cutanée de 0 gr. 02 de nitrate de pilocarpine, suivie de salivation abondante et de vomissements : Température soir 35°6. Pas d'effet thérapeutique appréciable.

Le 5, somnolence, gémissements, vomissements. Pouls irrégulier, inégal, petit. Température : matin, 36°3, soir, 37°2.

Le 9, 17e jour, demi-coma. Les urines reparaissent ; le sang renferme 4 gr. 01 d'urée pour 1000.

Les jours suivants les nausées persistent avec soif extrême et vomissements.

Le 16, mort par affaiblissement progressif.

A l'autopsie on trouve un cancer du col de l'utérus sans propagation à la vessie ; dilatation considérable de l'uretère droit, moindre de l'uretère gauche.

Des cas analogues sont d'autant plus possibles que les épithéliomas qui causent cette compression des uretères sont en général de consistance squirrheuse, prennent origine dans la partie élevée du col et envahissent rapidement le parametrium sans donner lieu ni aux hémorrhagies, premier signe du cancer de la portion vaginale du col, ni à l'hydrorrhée abondante, souvent premier signe du cancer du corps.

Legueu, dans une clinique de l'Hôtel-Dieu[1] cite un fait dont il a été témoin et qui peut être reproduit aussi comme exemple.

Obs. de Legueu. — Dans un service de médecine où j'étais il y a quelque 12 ans, une femme d'une trentaine d'années était soignée pour anémie ; son teint jaune paille, la décoloration des conjonctives, les signes cardio-pulmonaires, tout cela ressemblait à de la chlorose et aucune localisation n'avait fixé notre attention, lorsqu'une nuit la malade fut prise de convulsions cloniques et toniques. J'eus l'idée de toucher cette malade ; elle avait un cancer utéro-vaginal étendu à toute la partie supérieure du vagin et aux ligaments larges. Je reconnus de suite l'erreur : je sondai la vessie : il n'y avait pas d'urine. Les reins étaient un peu augmentés de volume. La malade mourut dans cette première crise, et je

1. Legueu. *Leçons de clinique chirurgicale*, 1901.

trouvai à l'autopsie les deux reins hydronéphrosés et les deux uretères comprimés par le néoplasme.

Or cette femme ne s'était jamais plainte de douleurs pelviennes ni de pertes sanguines.

L'anurie peut donc se présenter de deux manières bien distinctes dans l'évolution du cancer du col. Tantôt elle se produit chez une malade cachectisée, épuisée par les hémorrhagies et déjà urémique depuis quelque temps, et c'est là le cas le plus fréquent : au point de vue du traitement palliatif opératoire, il ne nous paraît pas qu'il y ait rien à tenter ordinairement. Tantôt, lorsque survient l'anurie, la malade est encore résistante et le cancer utérin, cause de l'accident, peut même donner si peu de signes, qu'il est encore latent. En pareil cas, on peut discuter l'opportunité d'une intervention chirurgicale pour lever l'obstacle et plusieurs chirurgiens l'ont déjà tentée par des procédés différents, et il faut bien l'avouer, avec un résultat peu encourageant si l'on ne connaissait le caractère désespéré du mal contre lequel ils ont lutté.

Il est important de noter que cette complication grave et brusque se produit sans bruit et demande parfois à être recherchée pour être reconnue.

« *L'anurie des cancers de l'utérus ne donne pas lieu à des symptômes violents comme celle qui survient quelquefois dans la néphrite aiguë ou le mal de Bright, les accidents sont peu alarmants en apparence. La malade est simplement indifférente et comme absorbée. Quelques troubles nerveux, un affaiblissement progressif, une intolérance croissante du tube digestif et la malade meurt parfois avec son intelligence, sans convulsions ni coma* (Merklen).

Uteau, dans sa thèse récente, insiste beaucoup sur la possibilité de l'anurie précoce dans l'évolution du cancer utérin. Il en montre la gravité et cite, pour encourager à intervenir, un certain nombre d'opérations dont plusieurs ont été certainement utiles aux malades.

Il ne faut pas oublier que les crises d'anurie sont rarement définitives d'emblée chez les cancéreuses, qu'il semble s'agir là non pas uniquement d'un obstacle mécanique à l'écoulement de l'urine, car à l'autopsie, les deux uretères n'ont jamais été trouvés oblitérés, mais d'une sorte de réflexe parti de l'uretère déjà oblitéré d'un côté et exerçant une action inhibitoire sur le rein opposé, altéré lui-même, mais jusque-là suffisant à la tâche.

Telle est l'opinion d'Albarran et elle semble justifiée par le fait que cette anurie est souvent rémittente et que, après plusieurs jours, — sous l'influence des diurétiques et des injections de sérum, comme dans l'observation de Chavanaz citée plus loin et, comme nous l'avons constaté nous-même, — on peut voir la sécrétion reparaître et l'état de la malade s'améliorer.

Il ne faut donc pas trop se presser d'intervenir chirurgicalement lors d'une crise d'anurie chez une cancéreuse car l'opération n'est qu'un pis aller qui, au mieux, laissera après elle une infirmité pénible. Mais, si les accidents urémiques deviennent menaçants, ou si plusieurs jours se passent sans que l'urine reparaisse et que la malade ne soit pas trop cachectique pour profiter de l'opération, le chirurgien a le droit et le devoir de lui donner la seule chance qui reste de prolonger sa vie.

L'opération idéale, qui serait très certainement l'uretéro-néostomie dans la vessie ou le rectum est impossible ; car, outre la gravité de l'opération difficile à supporter par une malade déjà si atteinte, il est tout à fait irrationnel de ramener l'urine dans ces organes qui, par leur voisinage du néoplasme, risquent beaucoup d'être atteints à leur tour.

Certes, ce serait un grand bénéfice que d'éviter l'incontinence de la fistule si difficile à supporter pour la malade, mais personne, je crois, n'a jamais tenté d'intervenir par cette voie.

Uretéro-néostomie lombaire. — En 1883, le professeur Le Dentu [1], en présence d'un cas d'anurie causée par la compression uretérale dans un néoplasme utérin, créa une fistule uretéro-lombaire.

1. Le Dentu. Uretérostomie dans l'anurie cancéreuse. *Congrès de chirurgie*, 1889.

La malade très atteinte au moment de l'opération n'eut qu'une survie de 13 jours.

Par une incision oblique du flanc, il mit à nu l'uretère dans la fosse iliaque jusqu'au point où se croisent les vaisseaux utéro-ovariens. L'uretère formait un cordon gris cylindrique de 7 à 8 millimètres de diamètre et facilement reconnaissable.

Après l'avoir isolé avec précaution, il fut coupé entre deux pinces hémostatiques et le bout rénal fixé à l'angle supérieur de la plaie. Un tube de caoutchouc conduisait l'urine à un urinal à travers le pansement.

Legueu a répété cette intervention avec un succès également de courte durée.

Depuis, les opérateurs ont pris une voie différente et c'est par une néphrostomie lombaire que Picqué, Legueu, Chavanaz, Jayle, d'autres encore, sont intervenus avec un résultat plus encourageant.

Les deux observations suivantes publiées dans la thèse de Uteau sont fort intéressantes à lire et montrent la technique suivie :

Obs. de Legueu. — *Anurie au cours d'un néoplasme utérin. Néphrostomie*[1]. — Le 27 juin 1899, j'étais appelé à Versailles par un confrère, le Dr Milon auprès d'une malade atteinte de cancer inopérable de l'utérus. Depuis

1. Legueu. *Leçons de clinique chirurgicale de l'Hôtel-Dieu*. Paris, 1901, obs. III.

cinq jours, elle était anurique ; l'anurie était survenue brusquement et la malade ne présentait aucune trace d'urémie; la tolérance était parfaite.

Les deux reins se sentaient ; ils avaient un volume à peu près égal, débordant de trois travers de doigt les fausses côtes de chaque côté. Du côté droit il n'y avait pas de douleurs à la palpation, mais du côté gauche, le rein était un peu sensible.

La malade était âgée de 42 ans ; elle était au courant de sa situation, elle savait qu'elle était atteinte d'un cancer et que ses jours étaient comptés, mais elle nous demandait de différer, au besoin par une opération, l'issue fatale dont elle se sentait menacée à brève échéance.

L'opération fut pratiquée séance tenante ; je choisis le rein gauche parce qu'il était douloureux : c'était pour moi l'indice que ce rein venait d'être brusquement troublé dans son excrétion et qu'il était le dernier atteint, c'est-à-dire le moins lésé.

Une incision lombaire pratiquée sous l'anesthésie chloroformique mit à nu le bord externe du rein gauche. Je le reconnus facilement ; il était dilaté, mais une bonne épaisseur de parenchyme lui était conservée. Je le ponctionnai au bistouri et introduisis un drain dans l'orifice que je fixai à la peau. Au moment où le rein fut ouvert une certaine quantité d'urine s'échappa du bassinet.

Ultérieurement le drain fonctionna régulièrement et chaque jour une quantité d'urine dont je n'ai pu avoir la valeur numérique, s'écoula par le drain. A plusieurs reprises, notamment dès le lendemain de l'opération, quelques grammes d'urine passèrent par la vessie.

Cette malade fut opérée le 27 juin 1890 ; elle mourut le 27 novembre de la même année, soit cent cinquante jours après l'opération.

Obs. de Chavanaz[1]. — *Anurie par cancer de l'utérus. Néphrostomie.* — Femme âgée de 43 ans, entre à l'hôpital Saint-André de Bordeaux le 8 septembre 1898. Cette femme est conduite par son mari qui, pour tout renseignement, fait connaître qu'elle n'a pas uriné depuis trois jours.

La malade est dans un état comateux interrompu de temps en temps par des périodes d'agitation et on ne peut obtenir d'elle aucun renseignement. Elle est pâle, les pupilles sont dilatées; température axillaire de 38°. La palpation de l'abdomen montre que le rein droit doit être augmenté de volume ; il descend presque à l'ombilic. Le rein gauche ne peut être senti.

Par le toucher vaginal, on constate la présence d'un cancer utérin. Il s'agit d'un épithélioma infiltré qui a dépassé l'utérus ; celui-ci est absolument immobilisé.

Le vagin n'est pas envahi. Une sonde ramène de la vessie 2 à 3 centimètres cubes d'urine très trouble.

Le chirurgien est empêché de faire une opération immédiate et se contente de faire à la malade une saignée de 500 grammes suivie immédiatement par la plaie même de la saignée d'une injection de 500 grammes de sérum artificiel.

Même traitement le lendemain, 9 septembre.

Le 10, la sonde ramène de l'urine en abondance, la malade reprend connaissance et va relativement bien jusqu'au 19 où les urines se suppriment à nouveau.

Le 20, 500 grammes de sérum. L'anurie est complète, mais la malade ne semble pas en souffrir, elle n'est pas fatiguée et a seulement une dilatation pupillaire exagérée.

Le 23, céphalée; douleurs au rein droit.

Le 24, bouffissure de la face ; vomissements, pouls 120. La malade garde toute sa connaissance.

1. Chavanaz, *Annales de gynécologie*, 1899. T. 1, p. 363.

Rein droit gros très abaissé; le rein gauche n'est pas perceptible.

Opération le 26. — Incision lombaire sur le rein droit.

Le tissu cellulaire sous-cutané et l'atmosphère cellulaire du rein sont infiltrés de sérosité. Le rein découvert et fixé par deux fils de soie est incisé sur son bord convexe sur une longueur de 4 centimètres. Immédiatement jaillit une urine sanguinolente en assez grande quantité. L'hémorrhagie rénale cesse assez vite; suture de la paroi musculaire aux deux lèvres de la plaie rénale, introduction d'une mèche stérilisée jusque dans le bassinet. Fermeture partielle de la plaie au crin de Florence.

Le 27, abondant écoulement d'urine par la plaie: un gros drain remplace la mèche.

Le 30 deux mictions spontanées.

Le 8 *octobre*, la malade se lève.

Le 14, une sonde de Pezzer n° 21 est introduite dans le bassinet. Dans la position couchée, toute l'urine s'écoule par la sonde et peut être recueillie dans un urinal. La malade n'est aucunement mouillée.

Le 27, la sonde expulsée et remise plusieurs fois est toujours bien tolérée ; l'urine qui s'écoule est claire.

Le 10 novembre, la malade rentre chez elle.

Le 8 mars 1899, la malade est encore dans un état relativement satisfaisant. Elle se lève chaque jour, l'appétit est conservé, les urines ne sont pas purulentes, pas de fièvre ; un seul lavage du bassinet a été nécessaire mais il y a de l'œdème de la face et une albuminurie notable.

Toute l'urine coule par la fistule. La tumeur de l'utérus continue à évoluer lentement.

L'observation de Jayle, que nous avons résumée

précédemment[1] est fort instructive aussi, car il ne s'agit pas là d'un cas d'anurie brusque et précoce, mais bien d'une femme cachectisée oligurique et mourant d'urémie lente; la néphrostomie ne lui a pas moins rendu service en diminuant ses douleurs d'une manière remarquable et en supprimant les symptômes si pénibles de l'urémie intestinale et gastrique.

Puisque la néphrostomie a donné des survies de deux mois à Jayle, de trois mois à Poncet, de cent cinquante jours à Legueu, de six mois à Chavanaz, il ne faut pas négliger cette dernière chance et, lorsqu'une intervention est vraiment désirée par la malade et indiquée, elle est l'opération de choix

Il est bien difficile de donner une indication permettant de décider de quel côté il vaut mieux faire l'incision.

En principe, il faut chercher le rein le moins atteint; mais, d'autre part, en ouvrant le rein le plus malade on a des chances de faire cesser le réflexe qui tarit la sécrétion du rein opposé.

En réalité, il est impossible de décider en connaissance de cause. Lorsque le néoplasme paraît plus développé dans un ligament large, on a incisé la région lombaire de ce côté; Chavanaz a choisi le rein le plus gros, Legueu le plus douloureux comme devant être le dernier atteint.

1. Voyez page 168.

L'opération est rapide et présente peu de gravité. Si aucune amélioration ne suivait une néphrostomie ou si on tombait manifestement dans une hydronéphrose ancienne dont les parois ne sécrètent plus, il faudrait, sans hésiter, répéter l'incision du côté opposé.

La plupart des opérateurs ont donné du chloroforme à leurs malades; Legueu a préféré et recommande la cocaïne intra-rachidienne comme plus facilement supportée par les cachectiques.

Je l'ai déjà écrit plus haut : je ne partage pas cette crainte du chloroforme dont je n'ai jamais vu de mauvais effets chez les malades affaiblis, pourvu qu'il soit donné avec prudence et à petites doses.

Quant au manuel opératoire, lorsque le rein est facilement accessible, il faudra employer celui que décrit Legueu et qui a l'avantage de réduire au minimum le traumatisme et l'hémorrhagie. Incision lombaire classique, mais moins longue que de coutume. Après incision de la couche musculo-aponévrotique et libération d'une faible partie du bord externe du rein que l'on sent dans la graisse péri-rénale repoussé par la main d'un aide comme dans la néphrotomie ordinaire, on fait dans ce bord externe à son union avec la face postérieure, une ponction au bistouri pénétrant dans le bassinet. En général, il s'échappe de suite une certaine quantité d'urine sanguinolente.

On introduit alors une sonde de Pezzer dans le

rein. On ferme la plaie superficielle comme de coutume par un surjet de catgut musculaire et des crins superficiels. On laisse à travers le pansement un passage pour la sonde qui conduira l'urine au dehors au moins en partie.

Ainsi faite l'opération ne peut être dangereuse et la survie que l'on peut espérer la justifie pleinement.

CHAPITRE V

TRAITEMENT GÉNÉRAL DES INCURABLES — HOSPITALISATION

1° Quinine et arsenic. Sérums.

Lorsque la malade échappe à l'urémie précoce et prolonge la lutte, la cachexie s'installe peu à peu, ne différant pas chez les utérines de ce qu'elle est chez les autres cancéreux et accompagnée du même cortège de phlegmatia, d'œdèmes et de muguet.

Ces accidents ne présentent chez les malades qui nous occupent rien de spécial et je ne m'attarderai pas à étudier leur traitement connu de tous, je veux seulement dire un mot de l'action de la quinine et de l'arsenic que je crois utiles chez les cachectiques.

Je ne parle pas de l'action prétendue spécifique du traitement quinique dans les épithéliomas : j'ai employé bien des fois ce traitement dans toute sa rigueur sans obtenir une seule guérison réelle ; mais j'ai vu des améliorations sérieuses de l'état général suivre les injections de quinine journalières, à

0,50 centigrammes et non pas des améliorations autosuggestives, durant un jour ou deux, mais des améliorations durant plusieurs semaines et permettant à une malade déjà hospitalisée de sortir et de travailler en venant chaque jour demander sa piqûre.

Je suis persuadé que ces médicaments agissent comme reconstituants de l'état général et l'avantage retiré de leur emploi me paraît certain.

Le meilleur mode d'administration de la quinine et de l'arsenic est la voie hypodermique, mais les injections de quinine sont douloureuses, et on est souvent obligé de remplacer la piqûre par des cachets de 0,25 à la dose de 2 à 4 par jour : l'échec de cette thérapeutique est l'intolérance habituelle de l'estomac.

Le professeur Robin [1], pour faire absorber la plus grande quantité de médicament possible sans fatigue, conseille la méthode suivante, en utilisant pour l'administration du bichlorhydrate de quinine les voies buccale, rectale et sous-cutanée.

La dose moyenne doit être de 1 gramme par jour : la voie buccale est préférable, mais l'estomac finit par se révolter ; par la voie rectale, le médicament donne quelquefois lieu à des épreintes ; la voie sous-cutanée est douloureuse ; aussi doit-on alterner les trois modes d'administration.

1. Robin (Albert). Traitement général des cancers internes. *Bulletin médical*, 2 juin 1901.

Pendant 8 jours, injection sous-cutanée bi-quotidienne de 1 puis de 2 centimètres cubes de la solution suivante.

Bichlorhydrate de quinine. . .	25 grammes
Eau distillée stérilisée.	50 —

Les 8 jours suivants, 0 gr. 50 de bichlorhydrate de quinine en un cachet, soit à jeun, soit un quart d'heure avant le déjeuner ou la prise de lait et 0 gr. 50 en suppositoire que l'on place avant de s'endormir.

Puis l'on revient aux injections sous-cutanées et ainsi de suite. S'il survient de l'intolérance par l'une des voies d'introduction, on complète la dose de 1 gramme par les voies tolérantes.

Chez certains sujets, on peut atteindre 1,50 ou 2 grammes par jour en combinant les trois voies ; mais cette tolérance est exceptionnelle.

Concurremment, l'arsenic est donné par M. Robin sous forme d'arrhénal, en solution a 5 0/0 pendant cinq jours ; à la dose de 20 gouttes prises en deux fois.

C'est aussi comme reconstituants qu'il faudra utiliser tous les sérums, depuis le sérum physiologique de Hayem, jusqu'aux sérums à espoirs curateurs. S'ils n'ont pas encore guéri le cancer, tous les sérums[1] antitoxiques ou antimicrobiens essayés successivement ont eu à leur actif des améliorations singulières. Ils ont sur l'organisme une action inexpliquée, mais réelle, parfois suffisante pour tromper l'inventeur de la méthode et lui faire croire de la meilleure foi du monde qu'il a trouvé un remède curatif. Nous savons aussi que les petites doses

1. Tuffier. *Presse médicale*, 3 février 1901 et 11 janv. 1905.

journalières de 50 à 100 grammes de sérum de Hayem sont un des meilleurs moyens de soutenir l'état général des femmes anémiées par les pertes. Lorsqu'on est aussi désarmé que nous le sommes devant la marche du cancer on n'a pas le droit de négliger la plus petite chance de salut, je suis donc d'avis que tout en repoussant avec énergie l'emploi des remèdes secrets des charlatans, nous ne devons pas décourager les malades qui veulent se soumettre aux médications nouvelles lorsqu'elles semblent avoir une base scientifique. Il ne faut intervenir et enlever ce dernier espoir que si vraiment il y a duperie.

2° Hygiène. Action morale du médecin.

Il ne suffit pas de panser avec soin une incurable et de lui donner des médicaments. Si l'on veut obtenir chez elle le réveil de l'appétit et la mettre dans les meilleures conditions de résistance, il faut encore lui conseiller une hygiène qui se résume en deux mots : l'air et la propreté.

Si la malade peut se lever, elle doit aller et venir, et mener une vie dont les occupations la distraient un peu et l'empêchent de réfléchir toujours à son état. A ce moment les soins hygiéniques sont simples à donner ; la difficulté commence lorsque la malade est obligée de garder le lit et cela arrive dès que les douleurs sont fortes et l'écoulement abondant, ou qu'une fistule donnant lieu à l'incontinence s'est produite. Tous les matins, quelquefois plus souvent il faut que la malade soit lavée dans toute la région des reins, du pubis et des fesses à l'eau et au savon puis à l'alcool étendu d'eau et enfin séchée et poudrée avec de la poudre de talc. C'est le seul moyen d'éviter des inflammations de la peau très pénibles et la formation rapide d'une escharre sacrée, sans parler de l'odeur qui suffit à décourager et à enlever l'appétit.

Ces lavages ne peuvent se faire dans un lit ordinaire qu'avec un changement d'alèzes coûteux, fatigant, et cependant absolument indispensable. Chez une malade riche la chose est facile, à l'hôpital il faut beaucoup de bonne volonté des infirmières et d'énergie de la part du chef pour l'obtenir. Or, l'odeur fétide et pénétrante qui se dégage immédiatement des linges souillés par le pus et l'urine incommode non-seulement la malade mais ses voisines ou son entourage ; de là, nécessité de supprimer les linges autant que possible sous la patiente, de garnir le lit d'une alèze imperméable et aussi d'envelopper les oreillers de toile caoutchoutée dans leur partie inférieure, car sans cette précaution ils plongent dans l'urine et tous les changements d'alèze seront illusoires. Les oreillers s'imprègnent et très vite deviennent infects quelque soin qu'on ait de changer la taie.

Le mieux est de placer la malade sur un matelas d'eau perforé, en la couchant à même sur le caoutchouc. On obtient ainsi un soulagement très grand, on évite la macération de la région sacrée et on rend faciles des lavages fréquents à grande eau, que la malade elle-même peut faire, si l'on met à sa portée une canule reliée à un réservoir d'eau bouillie tiède ou un fort tampon d'ouate dans une cuvette.

Le liquide des lavages s'écoule par l'entonnoir du matelas de caoutchouc dans un seau couvert placé sous le lit de la malade; de ce côté aussi il faut parer à la mauvaise odeur.

Après bien des essais il nous semble que la meilleure méthode de désinfection du seau consiste à y verser d'avance un demi-litre de solution de chlorure de chaux concentrée (5/100) ou de chlorure de zinc à 2/100. Cette solution désodorise les liquides et supprime par là même en partie l'odeur de la pièce. Mais elle n'est pas toujours suffisante pour obtenir la disparition de l'odeur pénétrante dont nous parlons, et on fera bien d'y ajouter l'usage de la lampe à éponge de platine, ou à carton d'amiante bien connue où l'on brûle de l'alcool et du biformol. Nous employons ces deux désinfectants à Saint-Michel, et nous avons toujours réussi à diminuer considérablement l'odeur, même dans les plus mauvais cas.

A l'hospice du Calvaire, le Dr Tapie fait faire

depuis longtemps le pansement des plaies cancéreuses sous une pulvérisation d'eau oxygénée qui donne un résultat excellent. Tous ceux qui visitent les dortoirs sont frappés de l'absence d'odeur. Il faut dire qu'il s'agit là surtout de plaies exposées à l'air seulement au moment du pansement et cette désinfection est plus aisée que lorsqu'il s'agit d'écoulement continu ; cependant il y a au Calvaire des malades atteintes de cancers utérins et l'odeur n'en est pas moins presque nulle.

Il est probable que d'autres substances désodorisantes pourraient être employées aussi en pulvérisation, et si par exemple une malade ne craignait pas l'odeur de l'essence de thym on devrait en faire usage ; mais les cancéreuses, toujours plus ou moins urémiques, ont facilement un état nauséeux ; toute odeur leur devient très vite pénible et il vaut mieux chercher à désodoriser par la lampe ou les substances inodores comme l'eau oxygénée.

J'ai souvent remarqué que les cancéreuses, même très affaiblies, n'ont pas cette crainte du froid que l'on trouve chez les tuberculeux à la dernière période ; on doit en profiter et au moindre rayon de soleil ouvrir les fenêtres. Si la malade est bien couverte dans son lit, cela ne présente aucun inconvénient ; les troubles pulmonaires qui enlèvent parfois brusquement un cachectique relèvent plus de l'infection que du refroidissement.

Il y a tout avantage à laisser entrer largement l'air et la lumière qui, indépendamment de leur rôle de désinfection, sont un élément puissant de soutien pour l'organisme.

Il n'est pas de médecin qui n'ait constaté l'amélioration à la fois physique et morale que l'arrivée du jour donne aux malades affaiblis par l'insomnie et effrayés par l'obscurité de la nuit. J'ai connu des vieillards chez lesquels la nuit était cause d'une surexcitation extrême d'origine purement nerveuse en apparence, due à une sorte d'appréhension vague qui disparaissait le matin. N'oublions pas cela chez les cachectiques et donnons-leur largement de la lumière lorsque nous ne voulons pas les pousser au sommeil.

Supprimons les rideaux qui maintiennent dans la pièce une demi-obscurité. Il faut au contraire laisser entrer largement le jour qui permet à la malade de s'occuper, de lire, de travailler, et ne fermer la fenêtre que lorsque le soleil lui-même l'abandonne.

Tous les détails sont utiles lorsque nous ne pouvons faire autre chose pour la malade que lui éviter le plus possible la souffrance. L'infirmière qui saura relever de temps à autre une malade qui a glissé dans son lit, l'asseoir en plaçant les deux oreillers au point voulu pour soutenir la tête et les épaules; qui saura l'éclairer de manière à ce que le jour ne la fatigue pas et qu'elle puisse lire et s'occuper, cette infirmière aura parfois fait pour elle plus que le médecin dans son pansement hâtif.

Mais, forcément le zèle se relâche vite à vivre avec des incurables, et des soins semblables ne sont possibles que dans la famille, quand l'affection donne des forces et du courage aux infirmiers volontaires ou à l'hôpital, lorsque la surveillance du chef sur les détails est incessante.

Aussi, quelque pénible qu'il soit de se trouver en présence de malades sans pouvoir les guérir, il est nécessaire lorsqu'on a assumé le traitement d'une incurable de s'imposer la régularité des visites pour encourager la patiente et soutenir les aides.

Il faut que les visites du médecin soient régulières, mais il ne faut pas tomber dans l'excès contraire et les rendre trop fréquentes. Le médecin est l'espoir de la malade, si elle le voit tous les jours elle aura vite fait d'épuiser ses ressources et de sentir son impuissance ; il vaut mieux qu'elle désire un peu sa visite et que chacune d'entre elles soit marquée par une modification du traitement ou tout au moins un examen sérieux.

Ajoutons que le médecin qui, ayant le soin d'une incurable, se borne à diriger le traitement technique n'a pas rempli tout son rôle; il doit de plus profiter de la confiance de la malade pour lui donner autant que possible le calme moral sans lequel le repos physique n'est rien.

L'habitude de l'observation souvent exercée donne au médecin une sorte d'intuition de l'état d'esprit de ses malades, et très rapidement il arrive à en connaître les côtés faibles et les ressources. Personne par conséquent mieux que lui ne pourra servir de point d'appui à l'incurable qui va s'éteindre peu à peu et dont il faut relever les forces morales d'autant plus énergiquement et affectueusement qu'elle s'affaiblira davantage.

Nul n'est mieux placé pour donner le calme à la famille affolée par l'impuissance où elle se trouve, pour relever le courage de tous et empêcher cette défaite de devenir une déroute à laquelle présideront tous les marchands de remèdes secrets et au cours de laquelle la malade succombera misérablement. C'est encore un grand, je dirai presque le plus grand service à rendre que de donner l'aide d'une intelligence lucide et calme à la malade dont les sens s'affaiblissent et de lui éviter le plus possible les angoisses de la fin.

Si comme jadis la foi chrétienne était universellement acceptée, on pourrait me reprocher d'assigner au médecin un rôle qui n'est pas le sien et de le substituer au prêtre, appui naturel de ceux dont la fin est proche.

Je n'ai pas cette pensée; et je ne veux en rien discuter la valeur des convictions religieuses qui sont pour la malade le plus grand élément de calme et de consolation ; je crois même qu'en présence de la douleur incurable et de la mort imminente, aucun de nos encouragements humains ne vaudra jamais l'espoir d'immortalité qui se réveille alors avec tant de force ; mais, dans bien des cas de longs mois se passeront d'abord, où le médecin digne de ce nom doit unir à ses soins matériels les conseils d'une expérience acquise au contact journalier des malheureux.

Je l'ai dit en commençant ce travail : je ne suis pas de ceux qui acceptent pour le médecin un rôle purement mercenaire. Si on en arrivait là, notre profession serait un métier de dupes et il n'en existerait pas d'aussi rebutante eu égard à ses avantages financiers.

A notre époque, par la confusion de plus en plus grande de l'éducation physique et de l'éducation morale, le médecin tend à devenir éducateur ; de plus en plus il veut devenir législateur : qu'il se montre donc digne de conduire ses concitoyens en prenant dans la famille qui a confiance en lui ce rôle de conseiller amical que je lui impose.

Certes il ne sera pas rétribué en proportion de la peine qu'il se donnera et il aurait tort de compter sur une reconnaissance bien effective.

La première intéressée va mourir et tant qu'elle vivra ne rendra guère justice à un art qui la laisse s'éteindre peu à peu et ne soulage même pas complètement ses souffrances; l'entourage n'a que trop de tendance à toujours trouver le médecin en faute, et si quelque confrère est consulté, peut-être bien ne ménagera-t-il pas ses critiques.

C'est l'honneur de notre profession de prévoir cette ingratitude et de n'en pas tenir compte ; je ne reconnais donc au médecin le droit de se désintéresser du moral de sa malade que dans un seul cas : celui où il perd sa confiance. Il est vrai que dans la maladie spéciale qui nous occupe l'aventure arrive fréquemment. Trop de gens ont ici l'occasion de s'entremettre pour que le médecin consciencieux qui ne promet que le possible, ne soit pas fréquemment remplacé par le charlatan qui assure la guérison.

Quoi qu'il en soit, je dirai en quelques mots comment je comprends cette action morale du médecin persuadé que je puis être utile à de jeunes confrères et leur faire éviter des écueils que l'expérience m'a fait connaître.

En premier lieu il faut tenir pour certain que jamais la malade ne se croit réellement perdue, bien qu'elle le dise, et par suite ne jamais avouer devant elle que l'on est désarmé. La famille a droit à la vérité : pas la patiente. Au contraire, plus on voit la tristesse et cette angoisse si fréquente chez les cancéreuses s'établir, plus il faut, en mettant en valeur toutes les améliorations qui peuvent se produire, chercher à créer un état d'esprit qui laisse place à l'espoir.

Le mot de *cancer* doit être autant que possible évité, le mot d'*ulcération* est excellent, il s'applique à tant d'états différents qu'il éveille la notion de gravité, mais pas d'incurabilité que donne celui de cancer.

C'est donc une *ulcération* que doit avoir la malade, une ulcération de nature douteuse et dont le traitement sera certainement très long.

Cette affirmation de la longue durée du traitement est très importante, c'est l'explication que nous donnerons toujours à la malade impatiente ; elle éloigne l'image la plus menaçante, celle de la mort prochaine, et constitue en réalité la seule idée vraie sur son état que nous puissions donner à l'incurable.

Si le traitement chirurgical est bien mené et si nous diminuons l'écoulement fétide et les hémorrhagies ; si la morphine est administrée régulièrement de manière à fournir de bonnes nuits, enfin si les laxatifs et les amers arrivent à maintenir un semblant d'appétit, nous pourrons très longtemps soutenir le moral de la malade et la bercer au besoin de l'espoir d'une opération retardée par sa faiblesse présente. Les femmes qui, en général, craignent le bistouri, acceptent volontiers la pensée de ce retard et ne perdent pas courage.

Le degré d'illusion sur son état que peut atteindre une cachectique est invraisemblable. Un jour, en examinant à l'asile Saint-Vincent une entrante qui, grâce à des curettages répétés faits pendant de courts séjours à l'hôpital, avait pu vivre dans son ménage jusqu'à la période ultime de la maladie et entrait chez nous véritablement pour mourir, je fus surpris et peiné de l'entendre me dire : « Sera-ce long ? »

Je crus qu'elle me demandait combien de jours lui restaient avant de mourir, et je répondis évasivement.

Mais elle reprit : « Ne me laissez pas partir cette fois avant que je sois bien guérie. » J'avoue que je n'aurais jamais cru que l'illusion pût aller jusque-là.

Donc, quel que soit l'état de la malade, quelle que soit la complication, hémorrhagie ou autre, pour laquelle on nous appelle brusquement, gardons toujours un visage calme et rassurant et que jamais un mot arraché par surprise ne permette à l'intéressée de sentir qu'elle est perdue.

De tous les accidents, le plus déprimant au point de vue moral est la fistule urinaire ou stercorale ; quoi qu'on fasse, elle est une cause de désespoir autant que de souffrances. Une femme malade, ainsi atteinte, même lorsque l'état général est encore relativement bon, tombe dans un abattement dont il est très difficile de la tirer. C'est en pareil cas qu'il faut toujours parler d'une intervention possible et ne jamais admettre que l'infirmité soit définitive.

S'il est utile de rassurer la malade et de paraître

confiant devant elle, il faut cependant que la patiente, qui sent bien que la situation est sérieuse, se rende compte que le médecin la juge telle et s'en occupe. Sinon elle perdra brusquement confiance en lui, elle pensera que, suivant l'expression populaire, son médecin l'a abandonnée et, il n'y aura de ressource pour lui donner un peu de courage qu'en changeant le conseil médical.

Pour arriver au résultat que je demande le médecin doit être aidé. Il doi faire appel à toute l'énergie de l'entourage, l'obliger à garder pour lui les inquiétudes et le chagrin et en épargner la vue à la malade. Il est nécessaire d'obtenir des parents et des serviteurs le calme et le sang-froid. Il faut qu'un fils prévenu de la perte prochaine de sa mère sache multiplier les témoignages d'affection autour d'elle sans qu'une larme vienne ébranler le moral de la malade et lui ouvrir les yeux sur la progression constante de son mal. Ceux qui n'ont pas éprouvé cette angoisse ne peuvent comprendre combien il est difficile de la dominer en s'approchant d'un être que l'on aime et que l'on sait condamné à disparaître bientôt, mais un médecin dévoué, affectueux et possédant la confiance de ses clients trouvera l'autorité suffisante pour créer dans la maison cet état d'esprit.

Enfin, le médecin doit être prêt à répondre à toutes les questions de la malade, ne perdant jamais de vue que pour l'esprit affaibli de cette cachectique il est l'espoir et la consolation ; que pendant de longues nuits d'insomnie et de souffrance les quelques mots dits par lui sont repassés dans son esprit avec tristesse s'ils sont décourageants, avec confiance s'ils donnent de l'espoir. Si même la malade parle de la mort prochaine, il ne faut pas craindre ce sujet, l'aborder franchement, ne pas nier que la situation est sérieuse, mais montrer que l'on peut attendre beaucoup du temps, que rien n'est imminent encore et que les malades déclarés perdus et guéris cependant ne se comptent plus.

Lorsque les questions deviennent trop pressantes, on prend prétexte de la fatigue de la malade pour remettre à plus tard la conversation, puisque rien ne menace et que le danger n'est pas immédiat : cela suffira, la malade ne désire le plus souvent que cette assurance et s'en contentera. Si l'on parle d'opération, ne pas dire qu'elle n'aura jamais lieu, mais faire comprendre à la malade, qui le sent bien, qu'elle est actuellement trop faible pour la supporter et en remettre l'étude à plus tard lorsque le traitement interne aura ramené les forces.

Lorsqu'on ne l'a pas constaté maintes fois on ne saurait croire combien les malades presque mourantes aiment les projets à longue échéance, il ne faut donc pas les contrecarrer; il sera temps, le moment du départ venu, de montrer qu'un voyage, par exemple, est impossible actuellement.

Il y a une nuance difficile à atteindre, mais à laquelle le médecin désireux de bien faire arrivera toujours : montrer que l'on comprend et connait la maladie et qu'on la traite sérieusement, sans effrayer la malade, mais aussi sans affecter un optimisme exagéré qui la blesserait et lui ferait perdre confiance.

Avant tout, ne jamais admettre que la partie est perdue; le jour où le terrible mot d'incurable est sorti des lèvres du médecin, toute résistance morale est finie; inopérable, oui certainement, pour le moment, atteinte d'une maladie chronique sur laquelle le temps a plus d'action que le médicament; incurable, jamais.

Heureusement la cachexie vient à notre aide et le plus souvent les dernières semaines d'une femme atteinte du cancer de l'utérus se passent dans une sorte de somnolence qui en atténue l'angoisse.

3° Traitement hospitalier.

Les derniers mois des femmes pauvres atteintes de cancers de l'utérus inopérables sont en général un supplice répugnant si elles ne peuvent trouver une place à Paris dans un des différents hospices de l'Assistance publique, et l'entrée à la Salpêtrière ou à Ivry doit présenter de grandes difficultés ; si j'en juge par le nombre de malheureuses que j'ai vues arriver à la dernière période de leur vie sans avoir pu y être admises.

Le plus souvent une malade dont le néoplasme a récidivé après une hystérectomie ou qui se présente lorsqu'il est trop tard pour une opération radicale, est d'abord refusée à l'hôpital dans les services de chirurgie, faute de place. Elle traîne de consultation en consultation son existence misérable, jusqu'à ce que les progrès de la maladie soient tels que quelque assistant de consultation touché de sa misère la reçoive dans un service où elle meurt au bout de peu de jours.

L'insuffisance de l'Assistance publique est absolue : soit qu'elle n'ait jamais reçu de legs avec cette affectation spéciale, soit que tous les fonds disponibles se trouvent absorbés par les besoins urgents des services de chirurgie active. En tout cas, il n'existe rien chez nous dans la charité officielle qui donne aux cancéreuses inopérables autre chose qu'un lit pour y mourir avec les soins strictement nécessaires. Pour les médecins du Bureau de Bienfaisance, surchargés de besogne, on ne peut vraiment pas leur demander de donner à domicile les soins que réclament les femmes pauvres atteintes de cancers incurables.

L'œuvre du Calvaire, créée il y a quelques années à Paris (55, rue Lourmel), a cherché à remédier à cet état de choses; mais quoiqu'elle se développe chaque année, elle est encore bien loin de pouvoir suffire à toutes les demandes. Son but est de réunir un certain nombre de dames veuves qui, sous le nom de dames résidentes, s'occupent du soin des malades et logent dans la maison du Calvaire, et d'autre part de fournir aux dames veuves demeurant dans leurs familles l'occasion de venir panser les infirmes et les encourager.

On reçoit les incurables gratuitement et on les garde jusqu'à la mort. Elles sont divisées en dortoirs et aussi bien soignées que les ressources de l'œuvre le permettent. Je dois dire que, pour ce qui est du pansement des plaies cancéreuses externes, les épithéliomas du sein par exemple, ces dames, sous la direction du docteur Tapie, sont arrivées à une technique que le chirurgien le plus difficile ne peut qu'admirer.

Pour les néoplasmes de l'utérus, le traitement palliatif y est encore un peu à l'état d'ébauche. Le principe même de la maison qui veut que ce soient des veuves du monde qui fassent les pansements des malades est cause de la préférence accordée aux plaies extérieures, et de la difficulté que l'on éprouve à soigner comme il convient celles qui sont atteintes de cancers génitaux.

Heureusement la tendance actuelle qui pousse les femmes du monde à chercher l'instruction primaire chirurgicale engage les dames résidentes du Calvaire à travailler dans cette voie et le moment est proche où les soins matériels pourront être donnés aux utérines, comme aux autres cancéreuses, par des infirmières dont le dévouement et l'habileté iront de pair. Déjà une modification s'est faite dans ce sens et le nombre des cancers de l'utérus admis dans les dortoirs est plus considérable.

Je ne donnerai pas d'éloges aux dames du Calvaire, elles sont au-dessus de cela et savent que je garde à leur œuvre la plus grande reconnaissance pour la bonté avec laquelle mes malades y ont été souvent accueillies. Je crois même qu'en se plaçant au point de vue simplement charitable il est difficile de faire mieux qu'elles, maintenant surtout que des chambres d'isolement permettent d'éloigner des dortoirs les malades mourantes dont l'agonie serait pénible pour les voisines.

Je me permettrai cependant une critique : il me semble que cette œuvre admirable, au point de vue du dévouement des dames résidentes et de l'intelligence avec laquelle on donne un but à la bonne volonté des veuves riches qui désirent utiliser leurs loisirs, pourrait faire profiter également des fonds qui se trouvent à sa disposition les recherches entreprises actuellement de tous côtés sur la nature du cancer et les moyens de le combattre. Comme chirurgien je ne puis m'empêcher de penser que cette union du côté charitable et du côté scientifique de la question pourrait rendre de grands services en aidant aux études qui nous armeront un jour contre cette terrible maladie.

Il existe à Londres deux fondations absolument

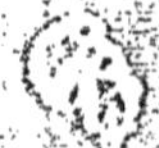

destinées au but que j'indique, le *Cancer Hospital* de *Brompton* et le *Cancer Wing de Middlessex Hospital*.

Le *Cancer Hospital de Brompton* a dû être fondé avec une attribution bien définie et on y voit encore beaucoup de cancéreuses, mais il me paraît avoir dévié un peu et recevoir actuellement toutes sortes de tumeurs. C'est plutôt un hôpital de chirurgie générale avec un grand nombre de lits de chroniques.

Il ne m'a pas paru avoir l'entrain et l'activité du bâtiment affecté aux cancéreuses dans le *Middlessex Hospital*.

Cette « charity » comme disent nos voisins a été fondée il y a cent dix ans dans les conditions que j'indiquais tout à l'heure comme désirables pour une institution de ce genre. Un philanthrope, *Samuel Whitbread*, par l'intermédiaire d'un chirurgien, M. Howard, donna en 1792 les fonds suffisants pour créer une *petite salle destinée aux cancéreuses, fonder une consultation externe pour ce genre de maladie*, et *ouvrir un laboratoire de recherches spéciales pour trouver la nature du cancer*; attirant particulièrement l'attention du comité directeur de l'hôpital sur l'utilité des recherches et se basant pour cela sur la parole de Sydenham: « J'ai souvent pensé que si je connaissais bien la cause et les symptômes d'une maladie, je ne serais jamais embarrassé pour trouver un remède qui lui convienne. »

Différents legs ont permis au comité du Middlessex

Hospital de développer beaucoup cette première fondation et de bâtir maintenant tout un corps de bâtiments de plusieurs petites salles renfermant, en tout soixante lits et destinées aux cancéreux, hommes et femmes.

Une consultation externe donne des soins aux malades qu'il est inutile d'hospitaliser. Des dons volontaires destinés à améliorer le sort des pensionnaires permettent d'égayer les salles de fleurs et de gravures, d'avoir une bibliothèque et d'offrir à ceux qui peuvent les supporter des promenades en voiture dans les parcs voisins.

Le laboratoire a lui aussi été augmenté et, sous la direction de deux microbiologistes, il est ouvert aux recherches de tous les savants.

Le comité directeur n'a même jamais fait de difficultés pour confier les malades sous le contrôle des chirurgiens de l'hôpital aux savants qui ont cru trouver un remède au cancer. Il va sans dire que tous les espoirs jusqu'à présent ont été déçus.

Que le côté scientifique n'est pas négligé au Middlessex, cela est surabondamment prouvé par les publications régulières du laboratoire et par des travaux tels que la conférence donnée l'année dernière par le professeur Henry Morris[1] sur l'étiologie du cancer,

1. Henry Morris. Cancer and its origin. *Brit. Med. Jour.* 12 déc. 1903, p. 1505.

résumé des plus clairs de cette difficile question.

La fondation d'un asile pour cancéreux, centre d'assistance et de travail est donc une idée réalisable ; et j'espère qu'un jour, soit une modification des règlements du Calvaire, soit une nouvelle fondation faite dans le sens du *Cancer wing* du Middlessex Hospital créera le centre qui devrait exister à Paris pour l'étude du cancer et le soulagement des malades inopérables qui en sont atteintes.

Je ne sais si on ferait un travail scientifique important dans cet asile ; on pourrait y travailler cependant, et à l'heure actuelle l'une des questions de pathologie générale les plus intéressantes est certainement celle de l'étiologie des épithéliomas.

En tous cas, on y ferait sûrement une œuvre utile. D'ailleurs, ce n'est pas là une utopie puisque avec de faibles ressources nous avons pu annexer à l'Hôpital Saint-Michel un petit asile où nous avons cherché à réaliser ces desiderata, non pas avec le luxe que pourrait y mettre l'Assistance publique, bien certainement, mais cependant suffisant pour soigner jusqu'à 12 cancéreuses à la fois.

Je ne prétends pas que nous ayons réussi à faire du premier effort quelque chose de parfait mais seulement que, grâce à la générosité de Mme la Duchesse de Vendôme et du Comité de Patronage de l'Hôpital

Saint-Michel, l'idée a été réalisée incomplètement et modestement, et que les résultats sont encourageants.

Nous avons trouvé des religieuses et des infirmières de bonne volonté qui ont appris à donner les soins gynécologiques à nos infirmes, tant que leur état de santé leur permet de demeurer chez elles et de venir aux pansements. On sait que dans le cancer utérin cet état peut se prolonger fort longtemps.

Lorsque l'hospitalisation est nécessaire, on les reçoit, et certaines de nos malades entrées à bout de forces après avoir été successivement admises aux consultations de plusieurs hôpitaux et renvoyées à la visite du lendemain comme inopérables, ont vécu bien des mois à l'asile Saint-Vincent dans des conditions non de bien-être, hélas, mais du moins supportables.

Au début, j'étais tombé dans l'erreur de faire un quartier absolument réservé aux inopérables ; cela est doublement mauvais : d'abord les malades s'affectent de ne voir que des mourantes autour d'elles ; ensuite, les infirmières, quels que soient leur courage et leur dévouement, s'épuisent dans cette lutte journalière contre un ennemi toujours le plus fort et souffrent de ne pouvoir jamais contenter des malheureuses que leurs infirmités mêmes aigrissent et rendent injustes pour celles qui les soignent.

Si l'on n'y prend garde, le découragement gagne peu à peu tout le monde. Aussi depuis que j'ai reconnu ce fait, au lieu de donner les quelques lits de chroniques dont je dispose à des incurables, j'en réserve toujours deux ou trois où je place des malades infectées ou des jeunes filles atteintes de tuberculoses locales qui restent peu de temps dans la maison, lui donnent de la vie et de la gaieté et servent de diversion aux pensées de leurs compagnes et des sœurs infirmières qui voient au moins quelquefois leurs soins couronnés de succès.

C'est ainsi qu'au Middlessex Hospital on reçoit dans les salles de cancéreuses des tumeurs opérables dont la guérison et le départ encouragent les malades moins favorisées qui ne se sentent plus dans un lieu où il faut abandonner toute espérance.

L'hôpital pour l'étude et le traitement du cancer se créera un jour à Paris, car il répond à deux besoins : nécessité d'assistance charitable à laquelle les établissements existants ne peuvent suffire et utilité d'études scientifiques qu'il faut encourager par tous les moyens.

TABLE DES CHAPITRES

Mayenne, Imprimerie Ch. Colin

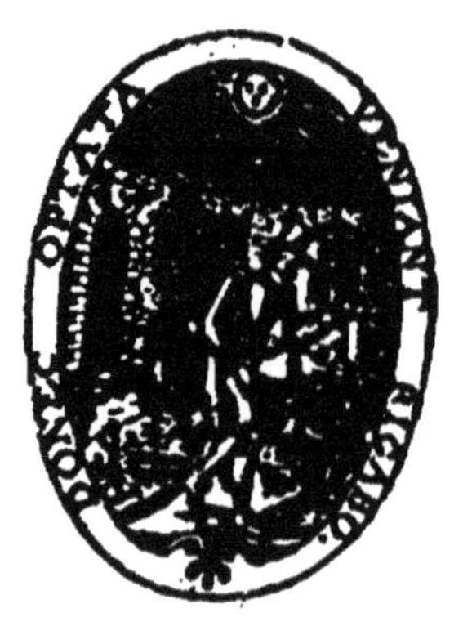

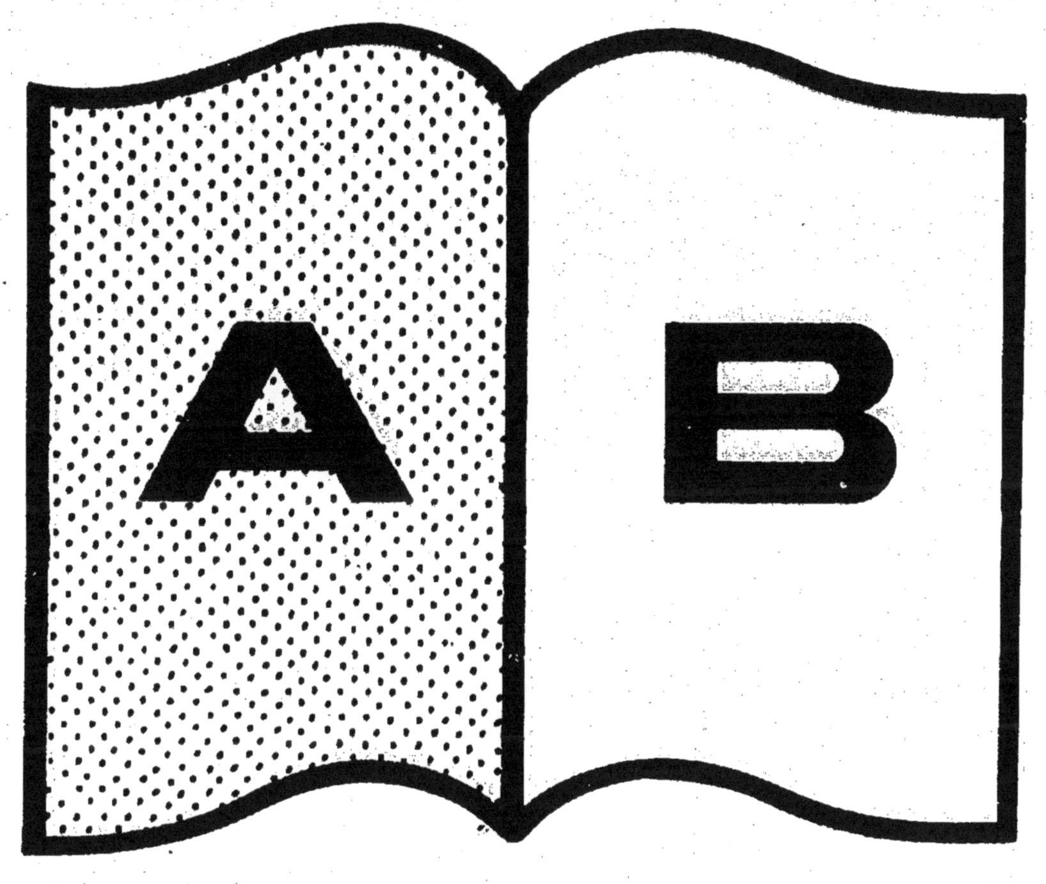

Contraste insuffisant

NF Z 43-120-14

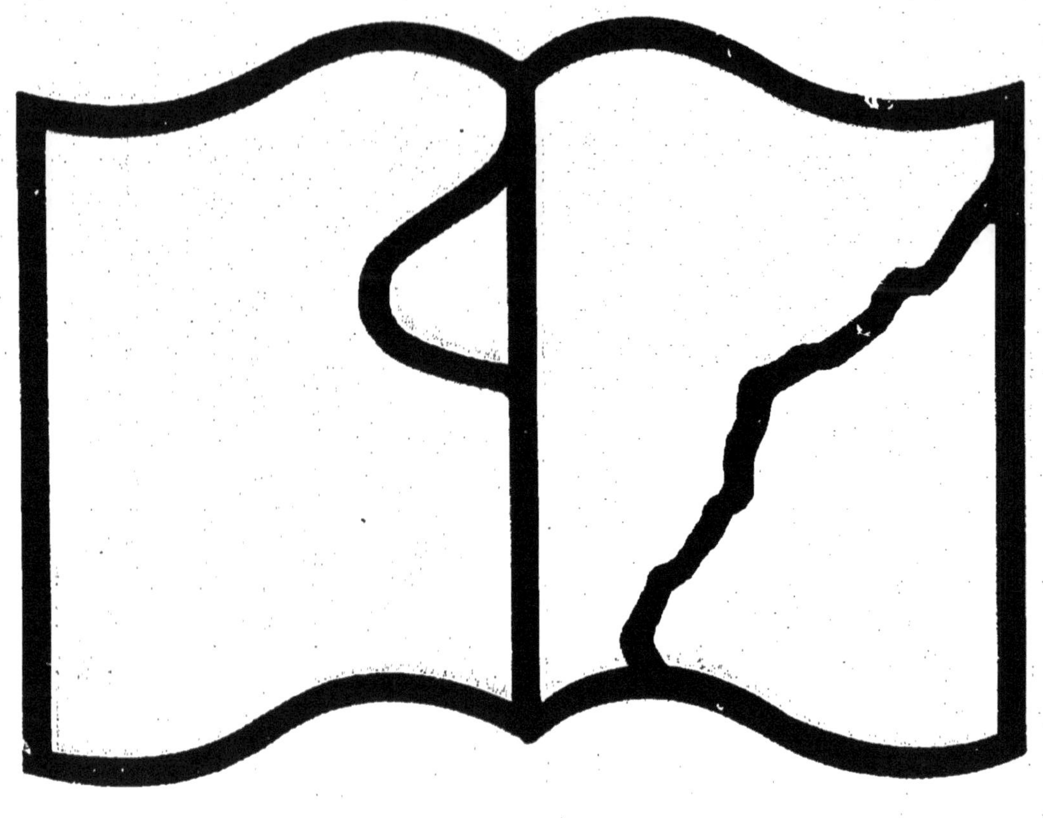

Texte détérioré — reliure défectueuse

NF Z 43-120-11

www.ingramcontent.com/pod-product-compliance
Ingram Content Group UK Ltd.
Pitfield, Milton Keynes, MK11 3LW, UK
UKHW021054230726
13926UKWH00004B/1841